「変えよう」・「変わろう」精神医療

政策転換の"チャンス"到来

氏家　憲章

ホシツムグ

はじめに

　みなさんは「日本の精神医療が、政策転換（精神医療改革）が避けられない事態に陥る」と聞いて信じられますか。政策転換の"歴史的チャンス"を迎えていると聞いて信じられますか。

　見たところそんな転換を求める動きは起きていませんし、政治の課題にもなっていません。

　しかし精神医療の現場に踏み込んでみると、そこでは大きな変化が起こっているのです。

　わが国の精神医療政策の基本は、入院（施設へ隔離収容）中心の精神医療であり、その要は精神科病院です。

　この状況は先進諸国では日本だけです。

　ところが今、その基本が入院患者の大幅減少により、破綻し行き詰まっています。精神衛生法（1950年）以来進めてきた入院医療体制の「内部崩壊」が進行しているのです。

　今や「入院中心の精神医療」に代わる「新しい精神医療」への政策転換が避けられない歴史的転換点を迎えており、また政策転換の客観的条件は成熟していると考えています。

　これまでも政策転換のチャンスは1960年代に2度ありました。それを逃したわが国に、半世紀ぶりに3度目の政策転換のチャンスが巡ってきました。今回の政策転換のチャンスは、精神科病院での在院患者の大幅減少が進み、精神科病院（入院中心の精神医療体制）の崩壊の危機によって生まれたチャンスなのです。

まさにチャンス到来なのです。今度こそ、このチャンスを活かして地域ケア中心の精神医療へと政策転換しなければなりません。

　そのためには政策転換を求める世論形成、そして政治の政策転換の決断などの主体的条件の成熟が必要なのですが、未成熟のままなのです。その原因は明白です。

　原因の第一は、日本も入院中心から地域ケア中心の精神医療へ政策転換が避けられない事態に陥っていること、また日本にも政策転換を進められる条件や展望があることなど、精神医療の最新の情勢が知られていないためです。

　原因の第二は、在院患者の大幅減少を精神科病院の問題と捉えるのではなく、入院中心の精神医療政策の問題と捉えることが重要なのですが、簡単にそのように捉えられない状況があるためです。

　この背景には精神科病院に対する不信や批判があります。この問題の大本には、国の精神医療政策が精神科病院を一般病院と差別扱いした結果、「安かろう・悪かろう・やらなかろう」の医療体制となったために起きた不信や批判なのです。精神病床・精神科病院を大量に増やすときの国の精神科病院の制度設計に原因があります。

　先進諸国で唯一、精神科病院への入院中心の精神医療政策を継続している日本が、"政策転換の歴史的転換点"に立っている今だからこそ、「なぜ日本だけが政策転換が遅れたのか」「なぜ一般医療との間に大きな格差があるのか」「精神科病院の崩壊の危機の実態は?」そして「改革の展望は本当にあるのか」などを知ることが必要です。

本書では、日本が精神医療の新しい時代に踏み出すために、「精神衛生法」制定以来 70 数年間進めてきた日本の精神医療政策を振り返りながら考えてみます。過去を振り返れば原因が見え、原因がわかれば打開策（展望）が見えてきます。

　本書の読み方ですが、お忙しい方は最初に、第 1 章「精神科病院の危機とそれをチャンスに」を、次に最後の第 9 章「"夜明け前"を迎えた精神医療」をお読みいただければ、入院中心の精神医療は政策転換が避けられない事態に陥っている状況がわかります。
　また、「なぜ日本は政策転換ができないでいるのか」、「なぜ精神科病院はさまざまな問題を抱えているのか」などは、各章ごとにお読みいただければ幸いです。

※本書では頻繁に「一般病院」という言葉が出てきています。それは「精神科病院以外の病院」という意味で使用しています。

目次

＊第 1 章＊

精神科病院の危機とそれをチャンスに

「はじめに」の冒頭に「日本の精神医療が、政策転換（精神医療改革）が避けられない事態に陥る」と書きました。ここでは、それがどういうことか具体的に説明したいと思います。精神科病院では在院患者の大幅減少が進行し、病院経営に大きな影響を与える事態になっています。これは精神科病院だけの問題ではなく、わが国の精神医療政策の基本である入院中心の精神医療の深刻な行き詰まりなのです。一方、精神科の患者数は急速に拡大しています。そのため入院中心に代わる新しい精神医療へ踏み出さなければならない時代を迎えています。

1. 在院患者数の大幅減少による精神科病院の危機

（1）病床利用率からみる精神科病院の経営状況

　精神科病院では在院患者数の減少は経営に直結します。そのため病院の経営状況は病床利用率 ＊ から読み取ることができます。一般病院では病床利用率 80% 以上、精神科病院では 90% 以上が病院の

＊病床利用率：定床（都道府県・政令指定都市から許可されている病床数）に対する在院患者数の割合

採算ラインと言われています。

① 全国の精神科病院の病床利用率

　2024年6月時点の全国の精神科病院の病床利用率は81.3%です。採算ラインである90%以上の都道府県は一つもなく、最も低いのは福島県の66.2%、次いで和歌山県の67.5%です。

② 病床利用率40数年間の推移

　精神科病院の病床利用率は、1986年までは100%を超える超過入院の状態が続いていましたが、その後減少し続けて現在では70%台目前です。

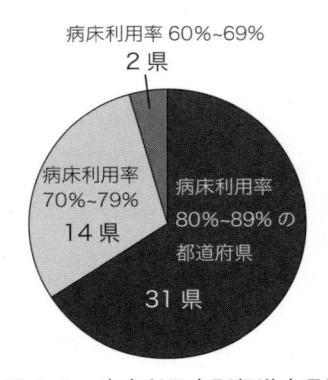

図 1-1　病床利用率別都道府県数

精神科病院の病床利用率を交通信号に例えると

95% 以上なら「青信号」で、経営は安泰。

90% 〜 94% なら「黄色信号」で要注意。

90% を切ると「赤信号」で " 危険信号 " となる。

→現状すべての都道府県で赤信号。

表 1-1　47 都道府県別病床利用率

北海道	81.7%	東京	83.0%	滋賀	78.5%	香川	84.4%
青森	81.2%	神奈川	82.7%	京都	76.5%	愛媛	73.8%
岩手	77.0%	新潟	84.6%	大阪	80.1%	高知	80.3%
宮城	78.9%	富山	88.8%	兵庫	78.9%	福岡	84.4%
秋田	82.7%	石川	84.8%	奈良	81.4%	佐賀	85.4%
山形	86.3%	福井	78.7%	和歌山	67.5%	長崎	78.0%
福島	66.2%	山梨	77.7%	鳥取	81.1%	熊本	81.8%
茨城	74.4%	長野	80.6%	島根	77.2%	大分	83.6%
栃木	75.7%	岐阜	85.7%	岡山	74.6%	宮崎	80.4%
群馬	88.2%	静岡	80.3%	広島	86.2%	鹿児島	82.6%
埼玉	84.5%	愛知	85.2%	山口	83.9%	沖縄	82.8%
千葉	77.0%	三重	84.0%	徳島	82.8%		

出典：病院報告 2024 年 6 月（厚生労働省）

表 1-2　病床利用率 10 年ごとの推移

年	1980年	1990年	2000年	2010年	2020年	2024年 6月
病床利用率	102.4%	97.3%	93.1%	89.6%	84.8%	81.3%

出典：病院報告（厚生労働省）

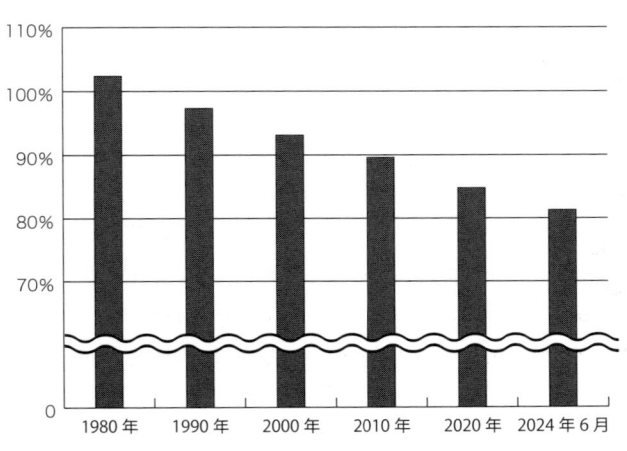

　2024年6月現在、在院患者数はピークである1991年の34万9千人から25万6千人へと9万3千人減少し、精神病床数は1993年の36万2千床から31万7千床へと4万5千床減少しています。全国の空病床数は5万8千685床と膨大です。この空病床は、北海道・東北6県・四国4県（日本の47%の地域）にある全ての精神科病院と一般病院の精神科病棟の総数6万1千83床に匹敵します。

　これは精神科病院への入院を中心としてきた"医療体制の崩壊"と"医療政策の破綻"を象徴的に示しているのではないでしょうか。

（2）大幅減少の背景は何か

　在院患者の大幅減少の背景に、戦後70数年間継続している入院中心の精神医療政策によって生まれた"新入院の層と長期入院の層の二極化"があります。近年の大幅減少はその両方の層が減少して

いること、さらにこの層の代わりになると見込まれた認知症の入院患者も減少傾向にあることによって起きています。

① 新入院患者の減少

1980年頃までは、外来で精神疾患と診断を受けると多くは入院になり、しかも年単位の長期入院でした。その結果、新入院患者が精神科病院に大量に溜まっていくことになりました。

今日では、精神疾患と診断を受けても、入院せず外来通院だけの人たちが増えています。入院になったとしても、ほとんどの人たちは入院期間2〜3ヵ月の短期入院です。そのため新入院患者が精神科病院に溜まらなくなり、現在では新入院患者は10年前と比べても月平均3千7百人減少し、年間にしておよそ4万4千人前後の減少と推定されます。

染谷俊幸新潟大学教授の指摘

『**精神科医療の普及、精神科医の増加、薬物療法の進歩、社会復帰を目指す社会心理的治療 * などの総合的成果よって、遅く生まれた人ほど精神科医療の前進の恩恵を受け、入院患者は少なくなる 2000 年当時と社会資源が増減しないと仮定しても、2020 年〜 2030 年に統合失調症の在院患者は半減〜 3 分の 1 に減収する**』

（2001 年 12 月 日本精神神経学会機関紙 巻頭言・染谷俊幸）

---

* 社会心理的治療：こころの健康な部分に働きかけ健康な部分の力をより高め、病気による困難をカバーできるようにする治療や援助

②長期入院患者の減少

　長期入院者は高齢化によって減少しています。

　1980 年の 65 歳以上の高齢者は 13%（在院患者の 8 人に 1 人）でしたが、2022 年には 63%（3 人に 2 人）と高齢化が進行しています。そのため死亡退院、合併症で一般病院へ転院、高齢者の介護施設へ移行する人たちが年々増加し、長期入院者も減少しています。

長期入院は日本特有の問題

　日本は先進諸国で唯一入院中心の精神医療政策を継続していて、世界全体の精神病床数の 2 割を保有する世界最大の" 精神病床大国 "です。その結果、1 年以上の長期入院が在院患者の 3 分の 2 を占めています。これは日本特有の問題で、日本で精神科病院に長期入院しているような人たちは、先進諸国では地域で社会生活を送っています。

③認知症の入院も減少

　日本社会は急テンポで高齢化が進行しています。そのため認知症患者も増加し、それに伴って認知症による精神科病院への入院も増加すると予想されていました。しかし、2010 年には 8 万 7 千人まで増えた精神科病院の認知症患者は、2023 年には 4 万 5 千人へと半減しています。

　この背景には、この 10 年で高齢者のデイセンターが全国各地に設置され、そのような地域の施設で認知症の人たちを支えるようになったことがあります。そのため 10 年前まであった「認知症で困ったら精神科病院」という状況は大きく変化しています。地域の変化

が精神科病院に大きな影響を与える事例です。

　精神科病院の在院患者は、新入院の減少、長期入院の減少そして認知症の減少と、増える要因はなくなり"減る一方の時代"になったのです。

2.　新しい局面に立たされている日本の精神医療

　精神科病院（入院中心の医療体制）の崩壊の危機を見ると、わが国も、いよいよ入院中心から地域ケア中心の精神医療へ政策転換が避けられない、新しいステージに移っていることを示しています。

　在院患者数が減り続けている一方で、近年精神科の患者数は急速に増大しています。そしてその受診者の95％は外来患者です。今日の精神医療の実態は入院中心ではなく、外来中心の医療となっているのです。そういう意味でも、入院中心から地域ケア中心の精神医療への政策転換が避けられない歴史的転換点を迎えています。

　法律や国の制度は、一度つくったら永遠ではありません。社会の変化や医療の進歩に伴って行き詰まり、破綻することがあります。そのとき、その法律や制度を適切に改革しながら、社会も医療も変化し発展してきました。

　精神医療も同じです。現在の在院患者数減少による精神科病院の危機を"歴史的節目"として捉え、新しい時代に踏み出せる"チャンス"にすることができるか、その結果精神疾患の患者が適切な医療を受けられるようにしていけるかが日本社会そして政治に問われています。

✳ 結核病院の "終焉" と異なる精神科病院の "存続の危機"

　精神科病院の " 存続の危機 " は過去の結核病院の終焉に一見似ていますが、中身は違います。

　結核はかつては " 不治の病 " と国民に恐れられていました。有効な治療がないため安静と栄養補給中心の対症療法しか取れず、全国に医療法特例の結核病院が大量にありました。しかし、1944 年ストレプトマイシンの発見によって薬を数ヵ月服薬すると治る病気になり、そして結核予防法改正により、結核病院は役割を終えました。

　精神科病院の存続の危機は、精神疾患が結核のように治る病気になったために生じている問題ではありません。むしろ精神疾患の患者は増えているため、精神科病院の果たす役割は重要性を増しています。この危機は、裏を返せば大量の精神病床を必要とせず、地域ケア中心の精神医療の時代が到来しているというきざしなのです。今精神科病院が立たされている危機は、精神医療の終焉ではなく、入院中心の精神医療の終焉を意味しています。

新規患者は地域ケア（脱施設化）の時代

　新しく精神疾患に罹患した人たちの状況を見ると、日本でも、先進諸国と同様に地域ケアの様相をおびてきています。日本は先進諸国と違って、精神医療政策が入院中心のため地域ケア体制が整っていません。しかも日本の地域生活は当事者と家族任せ（自己責任）です。先進諸国では、地域ケア体制が整い県（日本以外は医療行政は県単位）が責任を持って当事者を支える「公的責任」です。

＊第 2 章＊

政策転換をした先進諸国

今わが国では、入院中心の精神医療に代わる新しい精神医療を考えることが求められています。そのとき、行き詰まっている日本国内だけを見て考えていても展望は見えてきません。世界（先進諸国）標準の精神医療はどうなっているかを知ることが、わが国の精神医療の今後を考える上で大切になってきます。

> **世界標準の精神医療**
> イギリス、イタリア、アメリカなど先進諸国では、医療支援・生活支援・所得保障によって、精神の病気や障害があっても地域で社会生活を送れるようになっています。これが先進諸国の標準の精神医療であり、今日の到達点です。

1. 政策転換が進んだ背景

かつては世界でも日本と同じように、当事者を施設に隔離収容する入院中心の精神医療政策でした。そのため各国でも第二次世界大戦前から 1950 年代まで、精神病床が大量につくられました。

しかし、1960 年代になると、先進諸国では脱施設化へと政策転換を開始し、現在では地域ケア中心の精神医療の時代になっています。それはどのようにして政策転換が進められていったのでしょうか。

■ 抗精神病薬の発見

　まず 1952 年に抗精神病薬（クロルプロマジン）が発見されたことによる薬物療法の進歩があります。薬物療法で精神症状を改善できるようになると、入院中の服薬でも社会生活中の服薬でも薬の効果は同じなため、精神科病院に長期入院する必要がなくなり、地域処遇を可能にしたのです。

■ 入院中心の精神医療に対する反省

　そうして長い間続いた精神科病院への入院中心の精神医療に対する反省がされるようになりました。主な反省は 3 点です。

① 深刻な人権問題

　当時は、一旦入院するとなかなか退院ができない年単位の長期入院でした。病棟は劣悪な療養環境であり、在院患者に対する職員の虐待など深刻な人権問題がありました。この問題は、当事者を長期入院させる今までの医療のあり方では解消できません。地域処遇に政策転換をしなければ解決できない問題なのです。

　この時代の精神科病院の状況は、イタリア映画「人生、ここにあり！」、「むかし Matto* の町があった」やアメリカ映画「カッコーの巣の上で」の中に見ることができます。

* 　Matto：精神科病院

② 財政悪化

　膨大につくった精神病床は、その医療費によって県の財政悪化を招きました。財政の健全化のためには、精神病床の削減は避けられない課題でした。

（今でこそ日本は精神病床大国ですが、日本の精神病床数のピークである 1963 年時点で見ると、欧米諸国も膨大な精神病床を抱えていたことがわかります）

表 2-1　主要国の精神病床
※ 1963 年の人口万対（1 万人当たりの）精神病床を日本の人口で試算

国	日本	イギリス	カナダ	アメリカ	スウェーデン
病床数	36万2千床	43万2千床	50万8千床	54万6千床	57万2千床

出典：1963 年（OECD）

トリエステの精神医療改革の裏事情

　2012 年元朝日新聞記者の大熊一夫氏他 16 名は、イタリア・トリエステの精神医療改革の指導者フランコ・バザーリアをサン・ジョヴァンニ精神病院長に招いた、当時のトリエステの県代表（県知事）のミケール・ザネッティ氏を訪ね懇談しました。そのときの様子が懇談パンフレット『トリエステ精神保健改革の最重要証人ミケーレ・ザネッティ元トリエステ県知事が語る〜バザーリアと歩んだ怒涛の 7 年間』に掲載されています。

ミケーレ・ザネッティ氏語る
「当時の精神保健は、サン・ジョヴァンニ精神病院に集中していました。そして県予算の保健医療コストの 50% を精神病院が占めていました。精神保健改革は財政上も大変重要でした。（中略）精神保健について私は、財政面からも改革を決めていましたが、バザーリアが来ることによって、より人間的な支援が実現するだろうと確信しました。私たちの冒険はそこから始まったわけです」

③ 自立心を弱める「施設症」発症

　一般病院を含め病院に入院すると、社会で生きていくために必要な衣食住はすべて病院で提供され、病院任せになります。そのため入院が長くなるほど、人が本来持っている社会で生きていく健全な力が落ちる「施設症」が発症してしまい、退院がより困難になります。

　以前は施設症はホスピタリズムと言われ、精神科病院の入院患者に起きる特有の問題とされていました。しかしそれは誤りで、どんな施設でも長期収容すると起きる問題です。

■精神医療に対する考え方の転換

　薬の進歩や入院医療のあり方に対する反省がなされることによって、関係者の精神医療・精神障害者の処遇に対する考え方も変わっていきました。以前は、病気を治すことを第一義と考えて、入院医療政策がとられていましたが、薬によって地域で治療できるようになった今日では、病気や障害があっても、当事者がその人らしく地域で幸せな社会生活を送れるように、当事者の生活の場で支援する戦略へと転換しています。

　政策転換が進んだのはこうした抗精神病薬の発見、入院医療の問題の反省、精神医療の考え方の転換という3つの大きな要因があったのです。

2.　地域でのケア体制

　それでは現在、先進諸国は当事者を地域でどのように支えているのでしょうか。医療支援・生活支援・所得保障を中心に見てみます。

(1) 医療支援

○ 精神医療の第一線は GP（General Practitioner）

　多くの国では、精神医療の第一線（最初の受診）は、日本の診療所のような一般のクリニックの医師（GP）です。ここでは精神疾患の診断と治療も行います。さらに精神医療の専門的治療が必要と思われるときは、GP から精神の医療機関へ紹介されます。同時に医療従事者が多職種の訪問医療（アウトリーチ）チームで、当事者の生活の場を訪問し対応をします。つまり、それまでの病院に来た人だけに対応する医療から、地域に対応の中心を移したのです。

○ 精神医療の中心はアウトリーチ

　アウトリーチのチームには 2 つの種類があります。

【急性期のアウトリーチチーム】
　発病から毎日訪問し医療支援は 1 カ月程度行う。

【慢性期のアウトリーチチーム】
　1 ヵ月以降も支援が必要な人に対し週に 2 〜 3 回訪問する。

国によっては一つのチームで急性期と慢性期両方を対応します。

アウトリーチの役割

　発病初期は、当事者や家族は、病気の知識も経験もないため、一番対応に困る時期です。多職種で編成するアウトリーチチームが直接出向くことは、当事者や家族に安心感を与え、病気の正しい理解や対応を学び、その後の治療に大変有効です。

　アウトリーチを行う医療機関にとっても、当事者の生活の場に出向き、その環境や発病の背景を知ることによって、より有効な対応ができます。何よりも、悩みや困りごとを生活の場で聞くことができるので、当事者や家族の想いに寄り添った個別支援ができ、信頼関係も構築できます。

○ 病棟は小規模・豊富な職員体制

入院は、地域での生活が困難になったときの1ヵ月程度の短期入院です。入院時に目的・対応・期間・治療内容・退院後の展望などを当事者に説明し、納得の上での入院となります。

病棟体制は、イギリスやスウェーデンの定床（患者数）は15床、ベルギーのアントワープの精神科病院は17床と小規模です。病室は一人部屋で、入院患者一人ひとりに適切に対応できるようになっています。イギリスでは医師は複数、看護師は患者数の3倍、心理士やケースワーカーなど豊富な多職種の職員体制が、精神科の一般病棟に整っています。

病院での治療方針も当事者と話し合って決めます。退院後も入院前の医療支援と生活支援が途切れないように、地域の施設の職員が入院時に付き添い、入院中の当事者に面会に来たり、病院職員と当事者を交えて話し合いをします。

2005年、わが国は司法病棟（犯罪を犯した精神障害者が裁判後入院する病棟）を設置しました。司法病棟では重大な他害行為を行った対象者に対して、病状の改善・再発防止・社会復帰を促進するために、多職種の医療チームで手厚い精神医療が行われます。この病棟はイギリスの精神科の一般病棟をモデルにしました（当時イギリスの病棟は30床）。

日本における最も手厚い医療体制の司法病棟は、先進諸国にとっては特殊な病棟ではなく、精神科の一般病棟レベルなのです。

（2）生活支援

○ 住む場の提供

　先進諸国では、住居は基本的人権で最も重要な権利の一つです。そのため、日本の公団住宅や都道府県営住宅のような公的住居に、障害者が優先的に入居できる国の制度があります。また当事者のニーズに合うように多様なグループホームが用意されています。

○ 働く支援

　作業療法士は、病院ではなく地域の施設に所属し、様々な支援をしています。

　働ける当事者には、作業療法士が一緒になって仕事を探し、働いている職場を訪問して、働き続けられるように継続的な支援をします。一般就労につけない人ためには、日本のような就労施設（作業所）を設置しています。

○ 学ぶ支援

　学生が精神疾患を発病したとき、退学するのか卒業できるかは、その後の当事者の予後に大きな影響を与えます。病気になっても、大学で学び続け、卒業ができると自信がつき、良い影響を与えます。

　イギリスでは、サッチャー首相の時代から、国から大学への補助金には「成果主義」が導入されていて、入学した学生の退学が多くなると補助金が削減され、退学者が少ないと増額されます。

　そのため地域の支援者だけでなく、大学側も入学した学生をできるだけ卒業させようと支援をします。

例えば、当事者が服薬の影響で、どうしても午前の早い時間帯の授業に出られないときなどは、大学側と調整し、午後にカリキュラムを設けるなど学ぶ保障を整えています。

(3) 所得保障

当事者が地域で安心して暮らすためには、地域で生活するための所得の保障が不可欠です。

2000 年、イタリアのトリエステを訪問したとき、イタリアの障害者年金は月額 15 万円でした。2022 年、ベルギーの家族会会長とオンラインで交流したとき、家族会会長は「月額 15 万円」と話していました。

○ 地域保健センターを設置

地域ケア中心の精神医療が有効に機能するためには、地域の保健医療福祉の各機関の役割分担と連携が不可欠です。その役割を担っているのが、人口数万人の責任地域（キャッチメントエリア）に設置している「精神保健センター」です。

職員は医師、看護師、保健師、心理士、ケースワーカー、作業療法士など多職種 10 名程度です。この施設は、地域に住む当事者の支援の課題を把握し、支援が有効に行われるように関連機関と調整します。また 24 時間 365 日の電話対応も行っていて、相談の相当数を解消しています。

このセンターは、地域住民がこころの異常を感じたとき、気軽に相談ができる施設でもあります。

〇 地域ケア体制構築のお金と人材

　先進諸国では、地域ケア中心の精神医療体制の構築にあたって、新しく財源や人材を増やしたのではありません。精神病院に使用していたお金と職員を病院から地域に移し、使い方を変えたのです。

　先進諸国は地域ケア中心の精神医療へ切り替えて、このような体制を構築していったのです。

　その結果は、先進諸国の平均在院日数と人口万対精神病床に端的に表れています。日本は平均在院日数は 378.2 日です。主要国の人口万対精神病床はドイツを除くと一桁台ですが、日本は 26.1 床です。

① 平均在院日数

　主要国の平均在院日数は、イギリスを除くとほぼ 1 ヵ月以内です。

表 2-2　主要国の平均在院日数

日本	イギリス	ドイツ	カナダ	イタリア	アメリカ	フランス	デンマーク
378.2日	57.9日	20.0日	15.4日	13.3日	6.9日	6.5日	5.2日

出典 : 2005 年（WHO）

②人口万対精神病床

表 2-3　主要国の人口万対精神病床

日本	アメリカ	イギリス	フランス	イタリア	ドイツ	スウェーデン
26.1床	2.5床	3.5床	8.3床	0.9床	12.8床	4.1床

出典 : 2019 年（OECD）

＊第3章＊

日本の精神医療の歴史

日本は、先進諸国で唯一精神科病院への入院中心の精神医療を継続しています。なぜ日本だけが未だ入院中心の精神医療政策を転換できないでいるのか？　それを考える前に国（厚生労働省）は、入院中心の精神医療政策をどう進めてきたのか、入院中心の精神医療の要である精神科病院をどう制度設計してきたのか、その歴史を振り返ってみます。

1. 戦前の精神医療政策

(1) 1890 年「精神病者監護法」

精神医療の最初の法律は「精神病者監護法」です。この法律制定の背景には、1883 年に発生した「相馬事件」があります。

旧相馬藩（現・福島県）の藩主が精神疾患になり、精神科病院に入院していました。これに反発した旧臣たちが藩主を奪う事件が発生し、大きな社会問題になりました。

この事件により、明治政府の精神医療の無策が露呈し、政府に対

する批判が高まりました。それが契機となり「精神病者監護法」が制定されたのでした。

　この法律は、精神障害者の監禁を家族に義務づけました（監護義務）。そして自宅で監禁する私宅監置を警察の許可制にし、合法化しました。

(2)「精神病者監護法」の廃止に取り組む

「精神病者監護法」は精神病患者の人権保護や治療を目的とするものではなく、精神医学の立場からはもちろんのこと、人道上からも容認できない悪法であるとして、東京大学教授の呉秀三が精神病者監護法の廃止に取り組みました。

　呉秀三はまず最初に、精神科病院設置の推進は急務であると多くの雑誌に投書し、わが国の精神科病院の乏しいことを社会に訴えることから始めました。

　同時に、呉秀三は増え続ける私宅監置の実情を明らかにし、国の施策の立ち遅れを改めさせるために、世論に訴えることが必要であると考え、巣鴨病院や東大の医師を動員し、数年がかりで全国調査を行いました。その成果を『精神病者私宅監置ノ実況及ビ其ノ統計的観察』として 1918 年に出版し、私宅監置されている精神障害者の悲惨な実態を世間に公表しました。そして精神科病院の増設を訴えたのです。

> 呉秀三、わが国の精神障害者の「二重の不幸」を指摘
> 　（前略）わが国十何万の精神病者は実にこの病に受けたる不幸の外に、この国に生まれたるの不幸を重ぬるものというべし。精神病者の救済・保護は実に人道問題にして、わが国目下の急務と謂わざるべからず。
>
> 出典：『精神病者私宅監置ノ実況及ビ其ノ統計的観察』

(3) 「精神病院法」制定したものの……

　呉秀三の報告が契機となり、1919 年に精神病患者を精神科病院で保護し治療することを目的とした「精神病院法」が議員立法によって成立しました。

　この法律は、国と道府県に官公立精神病院の設置を義務づけている点で画期的でした。しかし、同年 8 月内務省令第 7 号で定めた「精神病院法第 7 条の規定に依る代用精神病院に関する例」によって、私立精神病院が官公立精神病院に代わることができるようになり（代用病院）、官公立精神病院の設置は進まず、増えたのは私立精神病院だけでした。

　また第二次世界大戦以前は 10 年毎に戦争があったため、精神病床の増床は進みませんでした。終戦時には戦災や食糧難などでさらに減少し、病床不足はますます深刻化していきました。

戦前から民間精神病院中心

　1934 年、民間精神病院 133 病院（全病院の 96%）、精神病床 1 万 6 千床（全病床の 89%）と圧倒的多数でした。すでに戦前から民間精神病院主体の精神医療が形作られていたのです。1931 年精神病床は人口万対 2.2 床で先進諸国の 10 分の 1 以下、必要病床数から著しく不足していました。

（岡田靖雄著『日本精神科医療史』医学書院参照）

2. 戦後の精神医療政策

　戦後の精神医療政策の最優先課題は、戦前から続く深刻な精神病床不足を解消することでした。そして、1950 年に基本法である「精神衛生法」が制定され、私宅監置は禁止されました。しかし、戦前からの精神科病院への入院中心の精神医療政策は踏襲されました。

　1950 年当時は、医学部の教科書に「精神疾患は不治の病」と書かれているなど、精神医療を悲観的に捉えており、入院中心の精神医療を基本とする「精神衛生法」は、当時においては世界的に見ても普通の考え方でした。

(1) 異例な形で制定された「精神衛生法」

　「精神衛生法」は、その後「精神保健法」、そして現在の「精神保健福祉法」へと続く、わが国の精神医療政策の土台になった法律です。

　本来なら精神医療政策の基本法は、内閣が国会に提出する「閣法」（厚生労働大臣が法案を国会に提出）です。しかし 1947 年 5 月 3 日、憲法が戦前の天皇主権の「日本帝国憲法」から国民主権の「日本国憲法」に変わるにあたって、全体の法律の見直しが必要になったとき、厚生省は精神医療の基本法の制定まで手が回りませんでした。

　とはいえ、私宅監置を認める「精神病者監護法」など、戦前の法律のまま戦後の精神医療政策を進めるわけにいきません。そこで精神衛生法は、国会議員が精神科医などと相談し国会に提出した「議員立法」という異例の形で制定されたのです。

(2) 数年後"ボタンの掛け違い"が生じる

　事態が動いたのは、1952年の抗精神病薬の発見です。それにより、イギリスでは1950年代後半から、他の先進諸国は1960年代から、地域ケア中心の精神医療政策転換の動きが始まりました。

　ところが日本では、制定してまだ数年に過ぎない「精神衛生法」が、このときすでに精神医療の新しい時代に対応できないものでした。ここに"ボタンの掛け違い"が生じてしまったのです。

　そこで本来であれば「精神衛生法」は、制定後10年経過して戦後の混乱期が落ちついた1960年ごろの見直しが必要でした。しかしその後、「精神保健法」そして今日の「精神保健福祉法」へと変わっても、本格的な見直しがないまま今日に至っています。

(2) 第1回「精神衛生実態調査」

　厚生省（現・厚生労働省）は、1954年に精神医療政策を進めるため実態調査を実施しました。

　この調査では、精神障害者130万人の内46万人は、入院が必要な要入院者でした。1954年の精神病床は3万7千床だったので要入院者の8%しかありません。改めて深刻な精神病床不足が明らかになり、国（厚生省）は精神病床の増床を国策としました。その際、民間病院に依拠して精神病床の増床が進められました。

(3) 3つの「優遇策」

　国は、民間病院が精神病床の増床や精神科病院の新設をしやすいように三つの「優遇策」を設けました。それらは後に「安かろう・

悪かろう」の精神医療につながる要因にもなりました。

① 1958年精神科特例の新設

　第一の優遇策は、精神科特例の新設です。日本には、医療の最低基準を定めた「医療法」があります。病院の職員体制は、医療の質に直接影響を与え、とくに精神医療では最も重要な要素です。

　ところが、精神科では一般病院には認められないような、医療法の最低基準よりもさらに少ない職員数の「医者の数は他科の3分の1、薬剤師は半分、看護師の数は3分の2」を認める精神科特例を暫定措置として設けました。

　しかも、実態はさらに劣悪なものでした。

表 3-1　医療法と精神科特例

	医師	薬剤師	看護職員
一般病院 （医療法）	患者16名に医師1名	75名に1名	4名に1名
精神科病院 （精神科特例）	患者48名に医師1名	150名に1名	5〜6名に1名

② 1960年「医療金融公庫」の設置

　第二の優遇策は、医療金融公庫の設置です。これは病院の新設や病床の増床時、銀行より有利な条件（金利が安い・支払い期間30年）で医療機関に貸し出す金融機関で、この主な利用者は精神科病院でした。これによって精神科病院はお金がなくても病院の新設や病床の増床が可能になりました。

しかも厚生省は、精神科病院の新設を誰にでも可能にしたため、精神医療の経験のない一般科の医師や不動産業者・パチンコ業者などが、金儲けのために精神科病院の経営に乗り出したのです。この状況を野放しにしたため「悪徳病院」が生まれることになりました。

③ 1962 年措置入院の「経済措置」の新設

　第三の優遇策は、措置入院の「経済措置」です。

　当時の入院は「同意入院」（本人の同意ではなく家族か市町村長同意の強制入院で、現在の「医療保護入院」。入院料の自己負担あり）と「措置入院」（自傷他害の恐れという措置症状があるとき都道府県知事と政令指定都市市長の入院命令による強制入院。入院料は国と県か政令指定都市で負担し、家族負担なし）の二つの強制入院でした。

　措置入院の「経済措置」とは、措置症状がないので本来は同意入院するところを、家族の経済的理由で（入院料無料にするため）措置入院にする特例措置です。

労働力確保のねらいもあった

　日本は 1960 年代から、急速に発展する高度経済成長期のため深刻な人手不足に陥りました。中学卒業生が " 金の卵 " と地方から集団列車で大都市に大量に送り込まれましたが、それでも人手不足は解消されませんでした。

　そこで政府は、障害者の多くは家族が自宅で面倒をみて生活していることに着目し、数百万人いる障害者の家族が外に出て働けるようにするため、知的・身体障害者には郊外に大規模の入居施設を設置し、精神障害者には措置入院の「経済措置」を設けました。そうして障害者の家族が外で働ける条件を整え、労働力の確保をはかるというねらいもありました。

（4）精神病床・精神科病院が 3 倍

　3 つの優遇策によって、1960 年〜 80 年の 20 年間で精神病床と精神科病院は 3 倍に増加しました。しかし、増床の 9 割が民間病院であり、民間病院主体の精神医療体制をつくってしまったため、その後の地域ケア中心の精神医療への政策転換を困難にすることになりました。

表 3-2　精神病床と精神科病院の 20 年間の推移

年	1960年	1980年
精神病床	9万5千床	30万8千床
精神科病院	506病院	1,521病院

（5）深刻な精神病床不足は解消

　1964 年に行われた第 2 回「精神衛生実態調査」では、精神障害者は 126 万人、その内要入院者は 28 万人でした。1980 年には精神病床数が 30 万 8 千床に到達し、戦前から続いてきた深刻な病床不足は解消されました。精神病床の増床はその後 1993 年（36 万 2 千床）まで続き、それ以降減少に転じましたが、減少は緩やかで高止まりの状態が 2000 年頃まで続きました。

精神病床不足を解消したら " 世界は変わっていた "
　精神病床の増床を国策として推進してきた結果、深刻な精神病床不足は解消できたものの、先進諸国ではすでに、入院中心の精神医療から地域ケア中心の精神医療へとステージが移っていました。

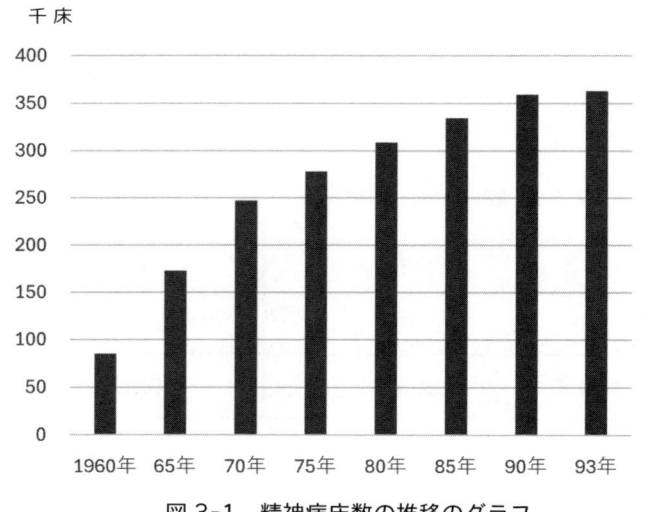

図 3-1　精神病床数の推移のグラフ

3. どう精神科病院を制度設計したか

しかし、精神病床や精神科病院の3倍化は、精神科特例だけでは不可能でした。それでも急増が可能だった背景に何があったのでしょうか？

病院は一般病院を含め、病院の新設や運営は医療法や厚生労働省の諸規則に基づかなければならず、勝手にはできません。しかも病院に支払われる診療報酬によって、厚生労働省にコントロールされています。

1950年代は医療全体で深刻な医師や看護師不足でした。とくに精神科病院では、医療従事者の精神疾患に対する偏見や、職員待遇が悪いという問題があったため、一般病院以上に人手不足でした。

そのような人手不足にも関わらず、どのようにして精神病床・精神科病院数を3倍にすることが可能だったのでしょうか。厚生労働省が精神科病院をどう制度設計したのか見てみます。

(1) 少ない職員体制を認める

① 精神科病院の職員体制には医療法を適用しない

前述したように、日本には「医療法」があります。そして都道府県・政令指定都市の担当者が毎年各病院に直接訪問し、医療法が守られているか監査（医療監視）を行います。医療法が守られていないときは是正指導します。

一般病院はこれによって、国民に"安心・安全の医療"を保障する仕組みがあります。しかし精神科病院では、最も重要な医師や看護師などの職員体制は、医療法では認めていない職員が少ない「精神科特例」を設けました。

精神科医は精神科特例を守れない

　精神科医は深刻な医師不足のため、すべての民間病院で精神科特例（患者48名対医師1名。一般病院の3分の1）さえも守れない状況でした。実態は80数床の大型病棟でも、100床以上の超大型病棟でも医師は1名です。

看護は精神科特例以下の「無類」を設ける

　看護の人員配置では精神科特例よりさらに下に「7名以上の患者に対して看護師1名」の「無類」という基準がありました。そのため「無類」では「10対1」や「15対1」も可能で入院料は同じになり、実質的に精神科特例の半分〜3分の1と極端に少ない基準でした。

　しかも精神科病院は、看護職員（看護師・准看護師・看護助手）の3割まで資格のない看護助手を認めていました。

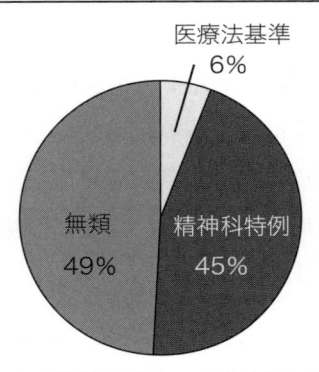

図 3-2　民間精神科病院の看護体制内訳（1981 年）

（2）一般病院の3割の収入

　精神科病院を正しく知るためには、精神科病院の経営の仕組みも知ることも重要です。

① 病院収入の99%は診療報酬

　精神科病院の収入の99%近くが入院料収入と外来収入です。この2つの収入は、国がすべてを決める診療報酬（医療費）です。そのため精神科病院の実態は、国の政策によってつくられていると言えるでしょう。なお、収入のほとんどが診療報酬なのは一般病院も同じです。

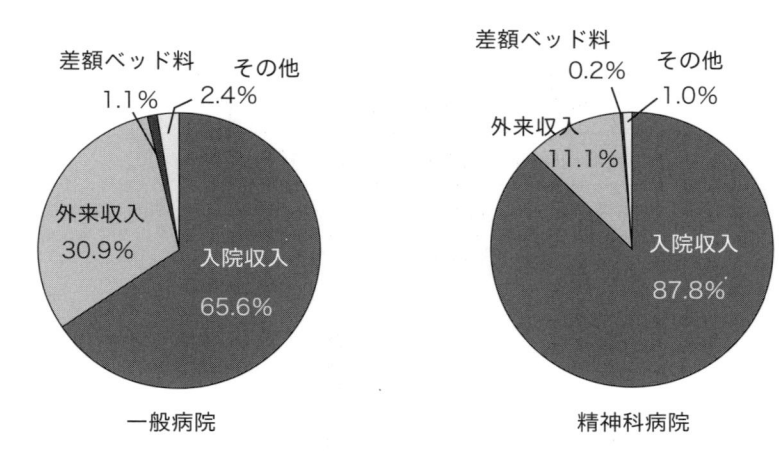

図3-3　民間精神科病院の収入内訳

データ出典：医療経営実態調査　2001年（中央社会保険医療協議会）

② 一般病院の3割の収入（入院料）

　日本の精神病床の9割が民間病院であるため、どんなに良い医療を提供しようとしても、採算が合わない医療、つまり赤字経営はできないという宿命を抱えています。これは一般企業でも同じです。

　しかも、精神科病院の病院収入の88%前後（当時は95%前後）は入院料収入が占めています。そのため精神科病院の日当点（在院患者1人1日当たりの入院料）の水準が、精神科病院の医療の質・患者処遇そして病院経営の良し悪しを決めます。

③3割の日当点

　1984年の精神科病院の日当点は一般病院の39%です。2020年には28%へと格差は拡大しています。

表3-3　日当点の比較

科＼年	1981年	2020年
一般病院	19,474円	48,740円
精神科病院	7,683円	13,886円

出典：会員名簿（日本精神科病院協会）

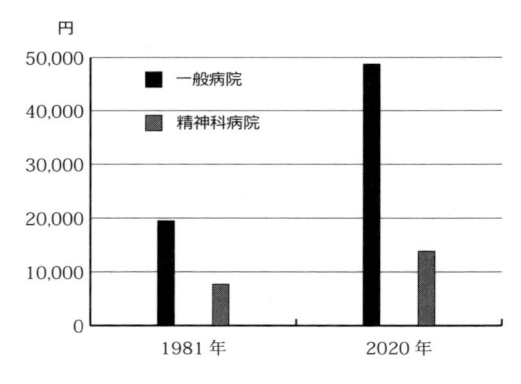

図3-4　日当点の比較グラフ

（3）３割の日当点では病院運営は不可能

　一般病院の３割の日当点では精神科病院の病院経営は不可能です。病院の収入を増やす「収入対策」と支出を削減する「支出対策」を取って、精神科病院の運営は初めて可能になります。

① 収入対策

　病院での医療・看護の単位は病棟です。一般病院の病棟の定床[*]は40床程度です。

　精神科病院の平均的な病棟は85床前後と一般病院の倍以上の大型病棟です。さらにそれより定員が多い超大型病棟もあります。その背景を見てみます。

○ 一般病院では「患者16人に医師1名」なので、40床の病棟には医師が3名配置されますが、精神科特例では「48対1」のため医師の配置ができません。

○ 民間精神科病院の看護基準は、精神科特例（約半数の民間病院）と「無類」（約半数）です。40床の病棟では精神科特例は7〜8名、「無類」では4名前後となり、看護職員が少なすぎて病棟運営ができません。

○ 精神科病院の日当点が一般病院の3割のため40床の病棟では採算が合いません。そのため病棟を大型化し、詰め込み入院で収入を増やす以外、方策はありません。それを可能にするため病室はベッドではなく畳部屋（20名前後の大部屋）です。

---

[*] 定床：一般的に病棟の定員を示す。

> ### 薄利多売的な精神科病院の経営
>
> 　精神科病院は一般病院の 3 割の日当点のため、在院患者数を大勢確保することで経営が可能になる " 薄利多売的な経営 " です。国民の人生に大きな影響を与える医療において、このような経営が避けられない医療政策は間違いです。ここに精神科病院が抱える問題の大本があります。

② 支出対策

　支出対策は支出の最大項目（50% 〜 60 数 %）を占める人件費対策です。人件費対策とは職員を少なくすることです。また、賃金自体も一般病院より低い「精神科病院格差」が 1980 年頃までありました。

> ### 医療本来の姿と正反対の精神科病院
>
> 　利用者の立場に立った医療を行うためには、病棟の患者数は少なくし、多職種の豊富な医療スタッフが必要です。
>
> 　しかしそうすると、精神科病院では日当点が低いため赤字が膨らみ破綻します。反対に入院患者数を多くし、医療スタッフを少なくするほど黒字になります。
>
> 　精神科病院は、医療の本来の姿と反対の対応をしなければ病院経営は成り立たない仕組みになっています。この問題は、程度の差はありますが、すべての精神科病院に共通する問題です。
>
> 　このような状況があまり社会に知られていないため、精神科病院の問題は、病院経営者や精神科医に責任のすべてがあるように誤解されている面があります。

しかし、精神科病院の職員は厳しい状況でも、目の前にいる患者に少しでもいい医療・看護を提供するために頑張っています。それでも、医療体制が貧弱なためにそのような努力はなかなか効果が上がらないのが実態でした。

その実態をいくつか取り上げます。

【看護の実態】

❖ 看護職員の状況

民間精神科病院の「看護師（学校3年）」は一般病院から高齢になって移ってきた人たちが大多数でした。資格者の多くが「准看護師（学校2年）」で、業務の面でも中心です。しかも当時は精神科病院では無資格の「看護助手」が看護職員の3割まで認められていました。看護助手は注射や処置はできませんが、それ以外の看護業務に携わり、重要な戦力でした。

❖ 看護職員の異常な長時間連続勤務

精神科病院では、少ない看護職員で平日の日勤者を少しでも確保するために、看護職員の勤務を日勤・準夜勤・深夜勤の連続24時間勤務、また日勤。準夜勤・深夜勤。日勤の連続32時間連続勤務もありました。また夜勤は、資格者と無資格者の2人体制が基本ですが、資格者の1人夜勤、看護助手の2人夜勤や1人夜勤もありました。この看護職員数で80数名〜100名以上の患者に対応していました。

この傾向は「精神科特例」そして「無類」と、低い看護基準の病院ほど顕著です。日勤・準夜勤・深夜勤の3交代の病院では、夜勤（準

夜勤か深夜勤）は 1 日置きに月の半分です。

❖ 看護職員の傾斜配置

　精神科病院は病棟の患者数を 80 数名にしても、「入院がある・高齢者が多い病棟」では病棟運営は困難です。そのため病棟が数ヶ所ある中規模病院（200 ～ 399 床）・大規模病院（400 床～）では、閉鎖病棟の職員を増やすために、開放病棟の職員数の半分を閉鎖病棟に回し、開放病棟の職員を半分にする「傾斜配置」が行われていました。そのため開放病棟の夜勤や日祭日の日勤の職員は 1 名です。平日の日勤者も数名です。

　それが可能だった背景には、開放病棟の患者は、治療的に入院の必要のない社会的入院 * で、自分のことは自分でできる人たちだったためです。都道府県の医療監視（監査）は、病院全体の看護職員数だけを見ていて、看護職員の傾斜配置を黙認していました。

　現在では傾斜配置は認められず、病棟単位で看護職員数を計算します。

❖ 看護される患者の実態

　民間精神科病院は、病棟の 80 数名～ 100 名以上の患者さんに 8 名前後～数名の看護職員で平日の看護業務を行います。夜勤は 1 人～ 2 人です。そのため一人ひとりに個別に対応することは不可能で、集団対応でした。そのことが事故などが起きないように監視的傾向が強くなる原因ともなりました。

---

* 医学的には入院の必要がないにも関わらず、社会の受け入れ体制がないためにしている入院。

❈ 患者さんの力を借りて病院が機能する状態

　栄養科の職員が少ないため、朝食時は病棟職員が1人〜2人の人数では、患者さんの手を借りないと配膳も下膳もできません。夕食では、日勤の職員の勤務時間内に終わらせるために、16時前後に開始し17時には片付けを含めすべて終わらせます。17時から1人〜2人体制の夜勤に入ります。

　また、職員不足のため、病院によっては調理、病院内の清掃、患者使用のシーツなどのリネンや職員の白衣など、本来は病院業務を「作業療法」の名目で患者を使役していました。

　病棟のレクリエーションは、看護職員の手が空いたとき不定期に、病院内のグラウンドでソフトボールや卓球などを行うくらいでした。あるいは病棟全員が病院内か病院周辺を集団散歩する程度です。それすらもできない病院がありました。せめてものイベントとして、運動会、文化祭、ひな祭り、盆踊り、遠足などの全員参加型の年間行事は、多くの病院で行われています。

❈ やることがない退屈な病棟生活

　病院の治療の中心は薬です。作業療法などの取り組みはありませんでした。そのため患者さんは食事を終え薬を服用すると、何もやることがありません。日中は、元気な人たちは狭い廊下を行き来するだけで、それ以外の多くの人たちは畳の上にごろ寝です。

　当時はこのような状態は、精神疾患特有の症状と言われていましたが、これは間違いで、これくらいしかやれることがなかったのです。

　このような精神科病院の問題を解消するためには、精神科病院を一般病院と区別し差別扱いしていることから生まれた格差を解消し、精神科病院が一般病院と同水準の医療体制を整えても、健全な経営が可能になる診療報酬（精神科医療費）が不可欠です。

（4）措置入院の「指定病院」制度を設ける

　措置入院とは、都道府県知事・政令指定都市市長の入院命令により強制入院させる制度です。

　基本的人権が著しく制限されるので、人権を保障するため、医療体制が整っている都道府県立精神科病院に入院させます。しかし、都道府県立精神科病院の病床が数少ないため、対応しきれません。そこで一定の基準に達した民間病院を、都道府県立精神科病院に準じる病院と指定し、措置入院を認めました。

指定病院の実態

　しかし、その民間病院の実態は、とても都道府県立精神科病院に準じるとは言い難い状況でした。

　1982 年の指定病院は 1,021 病院（民間精神科病院の 82%）です。措置入院しても他の精神の患者さんと同じ病室であり、治療面でも特別に対応されることはありません。このような「指定病院」制度によって、措置入院の「経済措置」の急増を可能にしました。

措置入院者の急増

　そうした措置入院の「経済措置」によって、措置入院は 1970 年には 7 万 6 千人（全在院患者の 30%）まで急増しました。

　精神病床は 1960 年の 9 万 5 千床から 1970 年の 24 万 7 千床へと 10 年間で 15 万 2 千床増加しました。それを可能にしたのは措置入院の「経済措置」の増加分で、全体の半分に上ります。

　しかしその後、人権問題と精神科医やマスコミから見直しの声が高まり、措置入院の「経済措置」は解消されました。措置入院の多くは医療保護入院に変更し、国民健康保険と生活保護に切り替えられました。2022 年の措置入院は 1,5463 人（0.6%）です。

【公的病院の実態】 //

　旧国立精神科病院（現・独立行政法人）と都道府県立精神科病院の精神病床を合わせると、全体の 10% です。公的精神科病院の病棟の定床や職員体制などの医療体制は、民間精神科病院と大きく違っていました。そのため公的精神科病院は精神医療の"良識"を守っていると言われました。

◈ 医療法を守っていた公的病院

　国も都道府県も国立精神科病院を一般病院と区別や差別扱いをしなかったため、基本的に医療法に基く病院運営が行われています。

　公的精神科病院の看護体制は医療法基準で一般病院に近い 3 対 1 です。しかも民間病院と違い、看護職員は看護師が中心です。看護助手はメッセンジャー業務だけで、民間病院のように看護業務には携わりません。

　精神科医は深刻な医師不足でしたが、精神科特例の基準をどうにか確保していました。しかし、地方の公的病院では精神科特例の医師を確保できない病院もありました。

◈ 病棟は小規模

　公的精神科病院の病棟は民間病院と違い、一般病院に近い 50 床前後の中規模病棟でした。その体制が可能だったのは、看護基準が医療法の最低基準（患者 4 人に看護師 1 名）を 1 ランク上（3 対 1）とする、一般病院に近い看護職員を確保できていたためです。医師はどうにか精神科特例を守っていました。

医師や看護師が確保できていた背景は、民間精神科病院より恵まれた賃金・労働条件があったためです。

病院収入（診療報酬）は同じ

　公的病院とは言え、病院へ支払われる診療報酬は民間病院と同じです。そのため民間病院と比べ、「病棟の患者数が少ない」「職員の賃金が高い」「職員が多い」ことで発生する病院の赤字は、国や都道府県の一般会計から、毎年数千万円、数億円、数十億円単位で赤字補填されていたのです。

（5）「安上がり」の日本の精神医療

　精神疾患の在院患者は、全在院患者の 26.6%（4 人に 1 人）を占める最大の患者数です。しかし、精神医療に支払われる精神科医療費は医療費全体の 7.4% に過ぎません。（図 3-5）

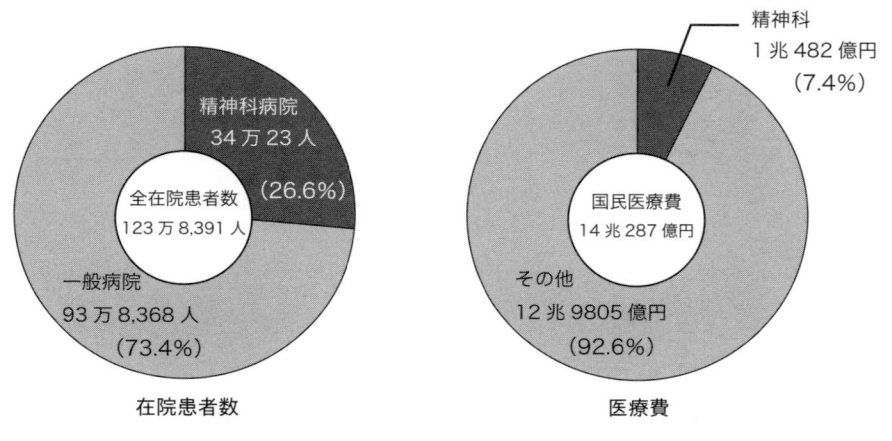

精神科
1 兆 482 億円
（7.4%）

精神科病院
34 万 23 人
（26.6%）

全在院患者数
123 万 8,391 人

一般病院
93 万 8,368 人
（73.4%）

国民医療費
14 兆 287 億円

その他
12 兆 9805 億円
（92.6%）

在院患者数　　　　　　　　　医療費

図3-5　精神科の患者数と医療費の占める割合（1985年）

出典：「病院報告」「国民医療費」1985 年

そのため日本は世界最大の"精神病床大国"でありながら、国の財政に悪影響を与えないのです。これが日本が膨大な精神病床を造り、今日も維持できている背景であり、政府（厚生労働省）が政策転換に動かない原因ともなっているのです。

　膨大な精神病床が県の財政悪化を招いたため政策転換が避けられなかった先進諸国と正反対です。入院中心の精神医療政策の背景には、精神障害者の「地域処遇」は高くつくが、「入院処遇」が安上がりにすむという国の思惑による、安上がりの精神医療政策がありました。

　この安上がりの精神医療政策が、精神科病院の劣悪な医療実態をつくり出しました。

医療の受け手と提供側の犠牲

　これまで見てきたように、日本の精神医療は先進諸国と国内の一般医療との「二重の格差」を抱えています。わが国の精神医療政策の二つの基本は、今日の社会に通用しない「二つの異常」でもあります。

❊ 精神医療に対する基本姿勢の転換が求められている

　わが国の精神医療政策の基本は、精神医療の初めての法律である1890年の「精神病者監護法」制定以来、精神疾患を危険視し、社会防衛的視点に立った政策です。そして精神科病院に治療的役割と収容施設的役割を担わせています。ここに精神科病院に年単位の長期入院者が3分の2を占めている背景があります。

　今日では、このような国の精神医療の基本姿勢は時代後れで、日本と先進諸国の医療実態も大きく乖離しています。世界が大きく変化している今、精神医療改革（政策転換）の足かせになっています。

　これまで宇都宮病院事件、滝山病院事件はじめいわゆる「悪徳病院」が報じられてきていますが、それは氷山の一角でありどの病院も同じ轍を踏む要因を抱えているというべきでしょう。

　精神医療の本来の社会的役割は国民の「こころの健康の保持・増進」です。精神医療が社会的役割を果たせるようにする精神医療政策の転換が求められています。

＊第4章＊

なぜ、日本は政策転換ができないのか

先進諸国では、1960年代から入院中心から地域ケア中心の精神医療へと政策転換を開始しました。政策転換が立ち後れていたベルギーは、2010年から始まった「病院改革」を契機に、地域ケア中心の精神医療に向けた政策転換が進んでいます。日本だけが世界の流れから取り残されています。なぜ日本は政策転換ができないのでしょうか。日本は、政策転換ができない特殊な国ではありません。政策転換ができなかった事情がありました。その背景を知ることは、これからのわが国の精神医療改革の展望を切り拓くためにも重要です。

1. 1960年代に2度の政策転換の"チャンス"

　日本の精神医療政策は、先進国と大きくずれてしまったのですが、実は日本でも政策転換の動きがありました。しかしそのチャンスを逃してしまったのです。

（1）「クラーク勧告」を無視

第一の逃したチャンスは「クラーク勧告」です。

1967年、国立精神衛生研究所の部長が、日本の精神医療を調査して地域ケア中心の精神医療に向けた政策転換の提言をしてくれる講師の派遣を、世界保健機関（WHO）に対して要請しました。

それを受けWHOは、イギリスの精神医療改革の指導者デヴィット・H・クラーク博士（フルボーン病院長）を派遣しました。クラークは日本に4カ月間滞在し、厚生省に『日本における地域精神保健への勧告』を提出しました。

しかし、国の精神医療政策の実務責任者・厚生省精神衛生課長は「斜陽のイギリスからは学ぶものは何もない」と勧告を無視し、勧告が活かされることはありませんでした。

クラーク勧告の内容

〇政府に対する勧告

精神病院に長期在院患者が増大しており、地域精神衛生活動が十分に発展していないので、精神医学的中央管理を強化することを勧告する。

① 精神衛生を公衆衛生、児童福祉などに匹敵する部局にする

② 厚生省の職員に有能な若い精神科医を配置する。当面、定年退職教授などの著名な専門家に新設の精神衛生局を指導してもらう。

③ 国立精神衛生所・国立国府台病院を充実する。

○精神病院の改善

日本では、精神病院に非常に多数の患者が溜まり、長期収容により無欲状態になり、国家財政を圧迫している。社会療法、作業療法、治療的コミュニケーションが有効なので、入院患者の増加を防ぐため積極的な治療とリハビリテーションを推進すべきである。

○精神病院の統制

精神病院の資格を取り消す権限をもつ国家的監査官制度をつくるべきである。監査官は常勤で高給の精神科医および他の専門職からなり、患者などの物的基準だけでなく、医療の質の向上にも関心を払う。

○健康保険制度

入院治療より外来治療を刺激するものとし、精神療法は高度の技術を要するものであり外科と同等かそれ以上の診療報酬にすることが望ましい。その他、
　・アフターケア　・リハビリテーション　・専門家の訓練
の推進を提言した。

20年後に"私的な勧告"を発表

　クラーク博士はその後もたびたび来日し、クラーク勧告から20年後の1988年に私的な勧告を出しました。

「この20年間、日本は経済的には繁栄したが、日本の精神保健サービスの組織はほとんど変化しなかった。日本の精神病院の患者は、その多さでは世界でも類を見ないほど傑出している」

クラーク勧告を無視した厚生省の間違った判断は、後世に大きな禍根を残すことになりました。勧告から 58 年経った今日、先進諸国から半世紀の遅れをとり深刻な問題を抱えています。

(2) 日本精神神経学会の動き

第二の逃したチャンスは 1960 年代の日本精神神経学会の動きです。

1960 年代前半、抗精神病薬（厚生省 1954 年認可）の普及による外来患者の増加や、1950 年代後半から始まったイギリスでの地域ケア中心の精神医療への政策転換の動きなどを見て、日本精神神経学会は、地域ケア中心の精神医療へ向けた検討委員会を設けるなど、政策転換の取り組みを開始しました。

これが 1965 年の精神衛生法の大幅改正に反映され、地域ケアに向けた重要な第一歩となりました。

地域精神医療の方向をめざした改正

○外来医療費の無料化

　⇒　通院医療費公費負担制度（32 条）精神科外来の促進

○保健所の精神衛生事業の開始

　⇒　保健師の「訪問支援」・保健師の「家族相談」を開始

○精神衛生センターの設置を各都道府県に義務づける

○各都道府県に「地方精神衛生審議会」の設置

　⇒　精神医療のあり方を検討する

一方で、1965 年の精神衛生法改正は 1964 年に起きた「ライシャワー事件」（後述）が契機になっているため、

○ 48 時間の緊急入院制度の設置
○警察官の通報制度の導入

　という「措置入院の強化」も折り込まれ、「地域ケア体制の取り組み」と折半した形の法改正でした。

　これからが改革の本番だと期待されていた矢先、1969 年石川県金沢市で行われた日本精神神経学会（通称「金沢学会」）で、精神科医の「専門医制度」導入問題により、理事会が不信任され、学会は機能不全に陥りました。この混乱は長期間に及びました。

　（実は不信任になっていなかった。詳細は参照：「巨大な空白」中沢正夫著・風媒社）

　そのため学会は、精神医療改革のオピニオンリーダーの役割が果たせなくなり、その状況は学会が正常化した今日でもなお変わっていません。

1960 年代の精神病床

　日本では 1960 年代にはまだ精神病床が大量には造られていませんでした。1965 年の精神病床は 17 万 2 千床です。この時期であれば、民間病院中心の日本でも地域ケア中心の精神医療への政策転換は容易だったでしょう。

　しかも日本の改革に向けた動きは、1950 年代後半から転換し始めたイギリスに次いで、先進諸国でも先駆けだったのです。

　もし日本精神神経学会に混乱が起きなかったら、もし「クラーク勧告」が精神医療政策に生かされていたら、日本の精神医療の様相は一変していたのではないかと残念に思われます。

2. 地域ケアの動きに大逆流

　1964 年、アメリカ駐日大使のライシャワー氏が、統合失調症の青年に太ももが刺される「ライシャワー事件」が起き、大きな問題になりました。

　アメリカではとくに問題にしていなかったのですが、日本政府は措置入院を強化し、警察官の関与を強化しようと動きました。また、アジアで初めて開催になる東京オリンピック目前だったため、新聞やテレビで「危険な精神障害者を野放しにするな」と報道され、世論も、精神病院への入院強化に大きく傾いてしまいました。

　それは精神衛生法改正の措置入院の強化にもつながり、結果としてライシャワー事件によって、日本社会は入院強化（当事者を施設へ隔離収容）へ大きく動きました。

　その結果、1958 年精神科特例の優遇策から始まっていた精神病床の増床に拍車がかかり、精神病床・精神科病院の 3 倍化が実現しました。

3. 精神病院の不祥事が続出

　前述した通り、増床 3 倍化の動きの中で生まれた悪徳病院での不祥事が度々マスコミで報道されましたが、不祥事の事実報道だけで、問題の背景にある精神医療政策の問題は報道されません。そのため精神医療・精神病院に対する不信が強まるだけでした。

日本社会は精神医療・精神科病院に対する正しい認識が不充分なまま今日に至っています。

不祥事と精神の法改正

法改正は不祥事がきっかけです。

1964 年ライシャワー事件　⇒　1965 年精神衛生法の大幅改正

1984 年宇都宮病院事件　⇒　1987 年精神保健法へ

厚生労働省主導　⇒　1997 年精神保健福祉法へ

2001 年池田小学校児童殺傷事件　⇒　2003 年医療観察法

4.　民間病院中心につくり上げた大量の精神病床

政策転換が進んでいる先進諸国は、公的精神病院（県立病院）が中心の国です。公的病院中心の国では、政策転換（病床削減）によって「経営問題」も「雇用問題」も起きません。

しかし、民間病院中心の国では、政策転換時のこの二つの問題への有効な政策がないと、政策転換が進みません。民間病院中心の日本とベルギーは、政策転換が進まないため膨大な精神病床を抱え込み、日本は世界最大の"精神病床大国"、ベルギーは 2 位です。

5.　家族に依存し国は責任放棄

1890 年に制定した民法第 877 条で「直系血族及び兄弟姉妹は、互いに扶養する義務がある。家庭裁判所は特別の事情があるときには、前項に規定する場合のほかに、三親等の親族間においても扶養

の義務を負わせることができる」と定めています。戦前は「監護義務」を背負わせ、自宅内に座敷牢や小さな小屋（檻）を設置して精神障害者を隔離する私宅監置が行われていました。

戦後は「監護義務」はなくなりましたが、精神衛生法では家族に扶養義務を強要し、当事者の監督と責任を背負わせています。扶養義務に繋がる精神障害者の保護義務は、2013 年の精神保健福祉法の一部改正でなくなりましたが、実態は変わっていません。

海外では、18 歳〜 20 歳になると家族の扶養義務はなくなり、社会（国）が支えるようになります。これが世界の常識です。

しかし日本の 132 年前に設けた、家族に負担を負わせ国の役割を放棄する「扶養義務制度」は、世界の非常識です。

1960 年の政策転換の"チャンス"を逃してから半世紀が経った今日、精神医療を取り巻く情勢は大きく変化しています。その詳細は第 9 章で述べます。

政策転換の動きが止まった「空白の半世紀」

日本が未だ政策転換ができていない大きな要因は、本来は政策転換のオピニオンリーダーの役割を担うべき日本精神神経学会が、1969 年の"金沢学会"の大混乱以降今日までその役割が果たせない状況になっていることが大きく影響しています。

同時に、この間、マスコミも日本社会も政治も、不祥事の時だけ注目し、それ以外の時は、精神医療に関心を示さず放置状態です。精神科病院関係者は、社会や政治からの強い不信や批判を知っているため、劣悪な医療状況を社会や政治に訴えることが難い状況にありました。そのためこの半世紀は、政策転換の動きが止まった「空白の半世紀」になってしまいました。

精神医療・精神保健の歴史年表

年	日本	年	世界
		1801	フィリップ・ピネルが「精神病患者を鎖から解き放った」
1804	香川 修徳「一本堂行余医言」による精神障害の分類		
1880			精神病院の台頭期 (第1期)
		1883	エミール・クレペリン『精神医学提要』(-1915まで増版)
1900	精神病者監護法：都道府県の許可のもと私宅監置（座敷牢）ができる法律		
		1917	フロイト『精神分析入門』
1919	精神病院法：都道府県が精神病院を設置を義務付ける法律		
		1948	世界精神保健連盟　設立
1950	精神衛生法制定。現代まで続く精神衛生・保健・福祉の基本法。精神監護法、精神病院法は廃止され、私宅監置は禁止に。		
1952		1952	抗精神病薬クロルプロマジン（CP）の発見（臨床）
1954	精神衛生実態調査：病床数が圧倒的に足りないという結論、今後の増床方針の根拠に	1954	クロルプロマジンがヨーロッパ全土に広がる
1958	精神病院増床のを目的として精神科特例を設ける		
1960	医療金融公庫を設ける		
1962	措置入院の「経済措置」を設ける		
1960前半	日本でもCP普及の影響による地域ケアの精神医療の取り組みをうけた、精神衛生法改正の議論がされる	1960ごろ	徐々に入院治療から地域ケアへと移行

年	日本	年	世界
1964	ライシャワー事件		
1965	精神衛生法改正		
1968	クラーク勧告		
1969	日本精神神経学会「金沢学会」		
1983	宇都宮病院事件	1983	国連障害者の10年 ～1992まで
1987	精神衛生法から 精神保健法へ変わる		
1988	クラーク「私的」勧告		
		1990	ベルギー第一次精神医療改革
1993	日本の精神病床数がピーク (36万2000床)		
1993	障害者基本法にて 精神障害者を障害者と認定		
1995	精神保健法から 精神保健福祉法へ変わる		
1996	障害者プラン　開始		
2000	医療法改正 精神科特例廃止（43年ぶり）	2000	ベルギー第二次精神医療改革
2001	池田小学校児童殺傷事件		
2003	新障害者プラン　開始		
2003	"心神喪失者等医療観察法　公布 2005年　施行"		
2004	今後の障害保健福祉施策について （改革のグランドデザイン案）		
		2010	ベルギー第三次精神医療改革
2014	障害者権利条約　批准		
2022	国連障害者権利委員会から日本 政府へ勧告		

<h1 style="text-align:center">＊第5章＊</h1>

<h1 style="text-align:center">地域からの動き・国連の動き</h1>

1960年代の政策転換の"チャンス"を逃して以降、大きな動きがないまま「空白の半世紀」が過ぎました。その一方で、地域からの取り組みや国連の動きなど、精神障害者に関する取り組みが大きく進んだ時代でもあります。

1. 精神障害者福祉分野での取り組みが進む

　精神医療だけでなく、精神の障害者福祉分野も、身体障害や知的障害など他の障害の分野と比較して、大きく立ち遅れていました。この状況を改善しようとする取り組みが行われました。

（1）地域からの共同作業所設置運動

　精神障害者は長い間障害者と認められず、障害者福祉施策の対象外でした。そのため精神障害者の施設は何もありませんでした。

　この状況の打開を願う人たちは、精神障害者の共同作業所を作ろうと、1960 年長野県佐久市に作業所（井出工業）、1976 年東京都

小平市に精神障害者共同作業所「あさやけ第 2 作業所」を誕生させました。またグループホームの先駆けとして、1967 年群馬県の前橋市に「小池寮」を設置しました。

その後共同作業所、グループホームなどの設置運動は、家族・関係者の取り組みによって草の根から大きく広がり、やがて地域生活支援センターや就労施設など、地域生活支援ネットワークづくりへと発展しました。

しかし、運営の費用は国の制度外のため（法外施設）、東京都など一部の自治体を除いて、国や地方自治体から補助はありませんでした。そのため、廃品回収、バザー、カンパなど運営資金確保の取り組みが行われていました。

1993 年に、障害者基本法でようやく「精神障害」も障害者と認められ、施設も法的に認められるようになり（法内施設）、国と地方自治体から助成の対象になりました。

(2) 国連の動き

国連は、世界各国の障害者の地位向上と施策の改善をめざして、1981 年を「国際障害者年」とし、1983 年〜 1992 年までを「国際障害者の 10 年」として運動を開始しました。

この運動は、わが国の障害者施策に大きな影響を与え、障害者運動を質的にも量的にも大きく発展させる契機となりました。特に精神障害者の分野では、「精神障害者」という考え方を政府と国会に正式に認めさせることができました。

日本政府は障害とは固定したもの

　日本の「障害の概念」は、「障害とは固定したもの」とされ、いわゆる廃疾（不治の病）と考えられていました。そのため、生まれながらの障害（例：サリドマイド児など）や病気の後に残った障害（小児麻痺など）だけを障害と認め、関節リュウマチや心臓・肺などの慢性の病気で、長期にわたって日常生活に支障をきたすようになっても障害と認めてきませんでした。

政府と国会が「障害の概念」を変更

　諸外国では、すでに「病気と障害が共存する」場合も障害と認めることが常識となっていました。この概念は、「国連障害者の 10 年」の運動を通じて広く知られ、国会と政府を動かし、「病気と障害が共存する場合も障害」と正式に認められました。そして国会と政府は「障害の固定」という概念を変更しました。

「精神」も障害者と正式に認められる

「病気と障害の共存」を認めることになると、障害の程度は病気の状態によって左右されることになります。例えば統合失調症の半数以上は慢性の経過をたどり、後遺症の残る人も少なくありません。症状が安定してもなお大多数は薬を飲み続ける必要があります。

　しかしこれまでは、政府は治療を受けているうちは障害が固定していないのだから障害ではないという考えのもとで、精神障害者の福祉施策を拒んできました。

「病気と障害の共存」を正式に認めたことによって、国の精神保健施策も修正されることになったのです。

2. 障害者基本法を制定

　1993 年、障害の概念の変更に伴って、「心身障害者対策基本法」を改め、「障害者基本法」を制定しました。「精神障害」も初めて障害者と認められ、他の障害者と同様に福祉施策の法的裏付けができました。

　しかし、精神障害者は福祉施策から 40 年以上もの長い間放置されていたため、知的・身体障害者の処遇から大きく遅れているままです。

(1) 精神の障害者施策始まる

　障害者基本法の制定を契機に、精神障害に対する福祉施策が始まりました。

① 1996 年から「障害者プラン」開始

　障害者基本法の制定を受け、精神障害者の福祉施策が本格的に取り組まれ、1996 年から「障害者プラン」が始まりました。「障害者プラン」は 1996 年〜 2002 年までの 7 カ年戦略で、2 万数千人の精神障害者の社会復帰をめざしたものでした。しかし結果は、1 万弱と目標の半数にも到達しない悲惨な結果に終わりました。

② 2003 年から「新障害者プラン」を開始

　厚生労働省は、充分に成果を上げられなかった「障害者プラン」を受けて、引き続き「新障害者プラン」を制定し、2003 年〜2012 年まで 10 年間新たな取り組みを開始しました。
「新障害者プラン」では精神科病院での社会的入院が 7 万 2 千人いることを初めて認め、その解消を公約しました。

　政府が社会的入院の人数を認めた意義は大きいです。しかし、実際は 7 万 2 千人の社会的入院は解消されず、「新障害者プラン」は中途半端で終わりました。

(2)「精神保健医療福祉の改革ビジョン」

　2004 年、厚生労働省は精神保健医療福祉の改革ビジョンを発表しました。その基本方針は以下の通りです。

○「入院医療中心から地域生活中心へ」というその基本的な方策を推し進めていくため、国民各層の意識の変化や、立ち後れた精神保健医療福祉体系の再編と基盤強化を今後10年間で進める。

○全体的に見れば、入院患者全体の動態と同様の動きをしている「受入条件が整えば退院可能な者（約7万人）」については、精神病床の機能分化・地域生活支援体制の強化等、立ち後れた精神保健医療福祉体系の再編と基盤強化を全体的に進めることにより。併せて10年後の解消をはかる。

※ なぜ障害者プランも改革ビジョンも不発に終わったか

障害者基本法の制定に伴って始まった「障害者プラン」と「新障害者プラン」、そして「精神保健医療福祉の改革ビジョン」は関係者から大いに期待されました。しかし、2つのプランそして「改革ビジョン」のアドバルーンを高く打ち上げましたが、あっけなく萎んでしまいました。

なぜ、精神医療に前向きの動きを進めようした施策が簡単に不発に終わったのでしょうか。

それは2つの「障害者プラン」も「改革ビジョン」も入院中心の精神医療政策に大きな影響を与えるためです。入院中心から地域ケア中心へ政策転換の道筋を明らかにし政策転換が進められない限り、これらの施策が進まないことが改めて明らかになっています。

第6章

精神科病院の改善が進む

精神科病院の変化は、1980年代までは精神病床や精神科病院の急増など「量的変化」のみで、医療の「質的変化」は起きませんでした。それが1990年代に入って、精神科病院での病院改善の取り組みが全国的に進み、精神科病院の「質的変化」が始まりました。
しかしそれは厚生労働省が、精神医療・精神科病院の改革に本格的に動いたために起きた変化ではありませんでした。
病院改善の取り組みが始まった背景、そしてそれはどういう改善だったのか、具体的にその歩みを見てみます。

1. 病院改善が始まった背景

　1980年代中頃から、中曽根内閣が行政の効率化として「行政改革」を始めました。そのねらいは社会保障費の抑制で、特に医療費がねらわれました。これをきっかけに医療費全体の変化が始まり精神科医療費に連動しました。それは精神科病院の医療のあり方を大きく変えるものでした。
　同時に在院患者にも大きな変化が始まるなど、精神科病院が成り立つ土台が根底から変わりだしました。

（1） 診療報酬の変化

　第1の要因は、病院経営を左右する病院に支払われる診療報酬（精神科医療費）の変化です。

①改善前の診療報酬

　1980年代までの精神病院は、デイケアや訪問看護は実施されず、外来患者もわずかで外来が午前中に終了するため、病院の収入は95％前後が入院収入でした。さらに、入院料は短期入院と年単位の長期入院との間に大きな差はありません。精神科の診療報酬は、医療の内容によって差が生じない状況だったのです。

> ### 前向きな医療姿勢を失わせる診療報酬
> 　上記のような精神科の診療報酬のため、精神科病院は「職員を増員し積極的な精神医療を行う」ほど赤字になり、膨らみます。職員を増員し、積極的な医療を行おうとしても出来ない現実がありました。反対に、「できるだけ職員は少なく、患者は大勢確保する収容型の精神医療」を追求するほど、病院収入が増えていく仕組みでした。ここに悪徳病院が生まれる背景があります。これでは、精神科病院関係者の前向きの姿勢を消失させます。精神科病院を収容型の医療へ誘導する診療報酬であり、1980年代まで精神医療の質の改善の動きが起きなかった最大の要因です。この年代の2年に一度の精神科病院の診療報酬改定（引き上げ）は、入院料中心で入院期間に関係なくほぼ一律で引き上げるものでした。

② 1990年前後から診療報酬が転換

その精神科の診療報酬は、医療費全体の転換によって、大きな変化が始まりました。

1980年代後半から看護料が変化し、1990年代に入ってからは精神科リハビリや訪問看護が点数化され、収入になるようになりました。また、急性期病棟・精神療養病棟・認知症などの専門病棟の入院料も新しく点数化されたため、病棟の建替えも進みました。

さらに、入院料が「一律引き上げ」だったものから、「長期入院料の引き上げはストップ・短期入院料は引き上げ」に変わり、精神科病院は在院患者を定床程度確保するだけではなく、積極的な医療活動で短期入院を増やすことが診療報酬上からも求められました。

この結果、以前の「患者を多く・職員は少なくする収容型の医療」では病院経営が先細りし、じり貧状態に陥る一方、「職員を増進し、積極的な医療活動」を進めても採算が合うように、診療報酬が大きく転換しました。

1990年代に入って、病院改善に動ける条件が出てきたのです。

(2) 在院患者の変化

精神科病院の在院患者は、1992年からそれまでの「増加の時代」から「減少の時代」になったため、精神科病院にとって新入院者（短期入院）の確保が重要な課題になり、「利用者に信頼される病院」「地域に頼りにされる病院」づくりが重要な課題になりました。

(3) 精神科病院の内部から改善運動が始まる

上記の変化を受け、一部の精神科病院経営者が病院改善に踏み出

しました。

　また精神科病院の労働組合（日本医労連加盟）は 1985 年に「精神医療・病院改善の改善をめざした提言」を発表しました。全組合は自らの病院の改善に向けて「提言（病院改善方針）」を作成し、提言の実現をめざして全職員的規模での取り組む「提言運動」を開始しました。これらの精神科病院の改善運動は、運営に行き詰まり新しい方向を模索していた周りの病院に影響を与え、改善が全国に広がっていきました。

2.　改善はどう進んだか

　改善が大きく進んだ看護基準、精神科リハビリ、建替え（専門病棟化）を中心に見ます。

（1）看護職員の大幅増員が進む

　2020 年には民間病院の看護基準は、「精神科特例」は廃止、「無類」は 0.6%、他は医療法の最低基準から 1 ランク上の「3 対 1」へと引き上げられ、大きく改善しています。

　看護基準の引き上げ（看護職員の増員）が進んだ背景は、看護料の変化です。看護基準を高い基準に引き上げても採算が合うように看護料が引き上げられ、他方で「精神科特例」や「無類」など低い基準の看護料の引き上げが止まる、もしくは下げられるなど、大きく変化しました。

　同時に、医療界での深刻な看護師不足の解消がありました。この背景には、医療の労働組合である日本医労連の 1989 年から始めた

「看護婦を増やせ」の看護闘争（ナースウェーブ）が国会と厚生労働省を動かし、1992年の看護婦確保法制定、翌年看護料の大幅引き上げによって看護職員の待遇改善が進みました。看護学校・看護大学の新設が全国各地に広がった結果、深刻な看護師不足が解消しました。

その影響は、精神科病院にも新卒の看護師が就職する新しい変化を生み、今日では新卒看護師の就職も当たり前になるなど看護師確保が進みました。

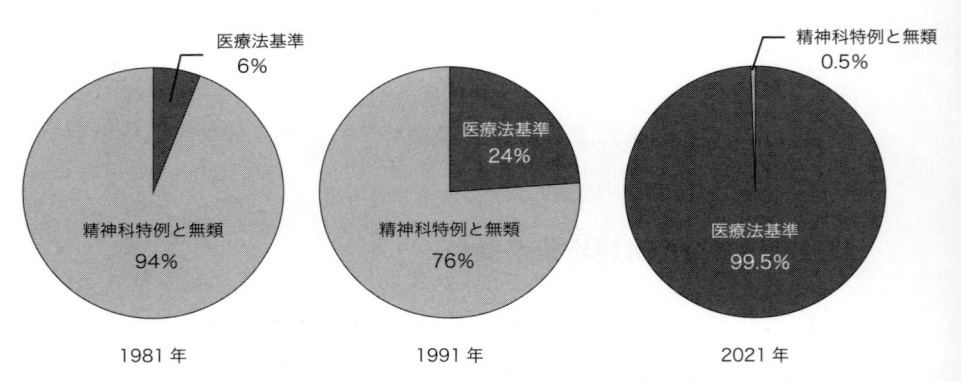

データ出典：会員名簿（日本精神科病院協会）

図 6-1　日本精神科病院協会の看護基準の推移

1990年〜2020年にかけて、多くの民間精神科病院では看護師は2倍から3倍に増加しています。また国の看護基準は「看護師と准看護師の体系」と無資格者の「看護補助体系」に分けられました。民間精神科病院で看護師が大幅に増員したため看護助手の看護業務はなくなりました。精神科病院の看護職員の3割まで看護助手を認めていたことも廃止しました。

（2）精神科リハビリの実施が進む

　精神科病院の作業療法やデイケアなどの精神科リハビリが、診療報酬で正式に認められ点数化（病院収入）になったのは、1974年からです。しかし当初は、作業療法700円（70点）デイケア2,400円（240点）と低すぎて、やればやるほど赤字が膨らむだけでした。しかも作業療法士は深刻な人手不足のため、精神科リハビリを実施できる条件はありませんでした。

　1990年前後から、精神科リハビリの点数は、医療費改定のたびに毎回引き上げられ採算が合うになりました。また並行して作業療法士養成校も急増し、作業療法士の深刻な人手不足を解消するなど、精神科リハビリを実施できる条件は整いました。

　この結果、2020年には作業療法の実施病院は96%、デイケアの実施病院は79%です。精神科訪問看護の実施病院は9割近くになっています。

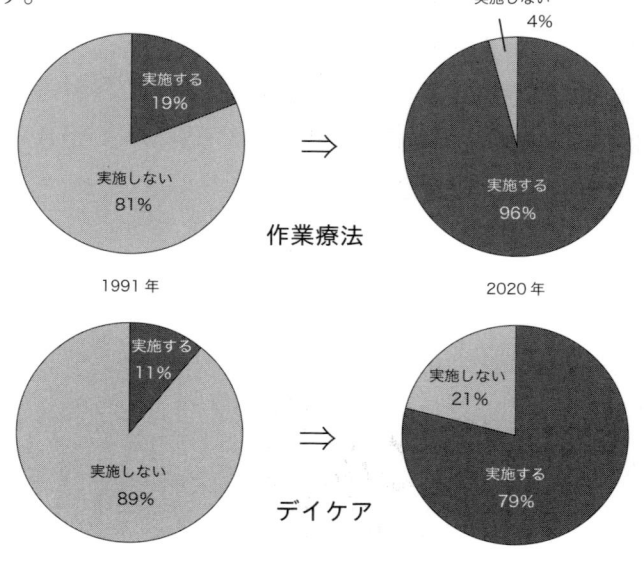

図6-2　精神リハビリ実施病院の推移　　出典：会員名簿（日本精神科病院協会）

(3) 病院の建替えも進む

1980 年代までは、精神科病院は畳部屋で病棟は臭い・汚い・暗いの 3K で、窓には鉄格子があり外から見ると病院というより収容施設と誤解される状況で、病室の療養環境も劣悪でした。

1987 年の精神保健法の制定によって、初めて患者の自由意志で入退院できる「任意入院」制度が導入されました。すると、外来で精神疾患と診断を受け入院を承諾し、病棟に入った途端、病棟の療養環境のあまりの"悪さ"に驚いて入院を取りやめる当事者や家族が各地で続出しました。

この事態を見て、病院経営者は建替えが喫緊の課題と理解します。しかし、肝心の数億円〜数十億円にもなる建替え資金調達の目途がないため、建替えの必要性を自覚しても建替えられない状況でした。

1990 年頃から、厚生労働省は病棟を建替えて、急性期治療病棟（3 ヵ月を目途にした短期入院）や精神療養病棟（長期入院）や認知症病棟などの専門病棟の入院料を新設しました。

その結果、借金して建替えても採算が合うように精神科入院医療費が変化し、精神科病院での建替え（専門病棟化）が進み、2000 年代に入って大きく進みました。

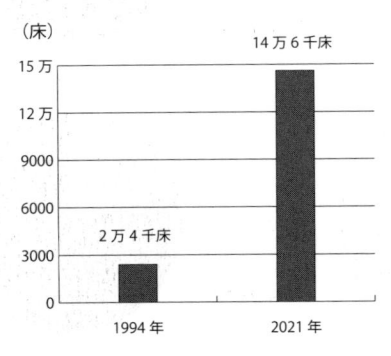

図 6-3　建替えの推移　　データ出典：会員名簿（日本精神科病院協会）

3. 改善が止まってしまう

　1990年代から本格的に始まった精神科病院の改善の取り組みは、2010年代に入って全国的にストップしました。その背景を見てみます。

（1）看護基準の引き上げ（看護師の増員）は限界を迎える

　民間精神科病院の看護基準引き上げ（看護師増員）は「3対1」で止まりました。「2.5対1」「2対1」などのさらに高い基準も取得することはできますが、これらの基準では90日以内に退院しないとそれ以降の入院料は大幅に下がり、採算が合わなくなります。精神科病院の平均在院日数は265日（約9ヵ月　2019年）のため、採算の面で、これ以上の看護基準の引き上げができません。

　精神科病院が一般病院並みの高い看護基準を取得するためには、精神科病院の収容施設的役割を解消し、治療的機能に徹する病院（短期入院のみ）にしなければなりません。

(2) 精神科リハビリは飽和状態

　作業療法を実施している精神科病院は 96% と飽和状態です。デイケアの実施率は 79% と低いですが、実施していない病院は、最寄り駅から遠いために元々外来患者が少ない問題があり、デイケアを実施しも採算が合わないのです。精神科病院でのリハビリは飽和状態です。

精神科リハビリの縮小化が進む

　精神科病院で実施している作業療法は、長期入院者が対象です。入院者の高齢化によって、作業療法に参加できる人たちが大幅に減少しています。デイケアの利用者も高齢化の進行によって減少しています。精神科病院の長期入院者を対象にした精神科リハビリのあり方の限界です。当事者が暮らしている地域で、当事者の地域生活を支援する精神科リハビリへの転換が求められています。

---

(3) 建替えも止まる

　民間病院での建替え（専門病棟化）は、2020 年は 14 万 6 千床（52%）に到達しました。建替えは精神病床の半数を超えたところで全国的に止まりました。背景には、精神科病院で在院患者の大幅減少が進んでいるため、多額の借金をして建替えても、在院患者や医師や看護師などの確保が見通せないためです。

先進諸国の精神病床は、人口万対 5 床程度の短期入院のみです。それを日本に当てはめると 6 万 4 千床です。民間病院（日精協加盟）だけでも建替えている病床は 15 万床と 2,3 倍です。

しかも 2023 年 12 月の全国空の病床は 6 万床を超える事態です。

建替えが最盛期だった 2000 年代と精神科病院を取り巻く様相は一変しています。

4. 深刻な医療実態は解消されない

病院改善の取り組みによって多くの精神科病院で改善が大きく進みました。しかし、日本の精神医療が抱える深刻な医療実態は依然として解消されていません。この背景には、入院中心の精神医療政策と精神病院を一般病院と区別し差別扱いしている（安かろう・悪かろう）の精神医療政策の枠内での改善という限界があるためです。

（1）在院患者の 6 割は年単位の長期入院

2022 年の在院患者は 25 万 8 千人です。その在院期間別の分布を見ると、1 年以上の長期入院は 16 万人で 62% です。先進諸国では地域で社会生活をしている人たちが、日本では精神科病院に長期入院しています。この問題は、入院中心の精神医療政策から生じている日本特有の問題です。長期入院の内訳は、1 年～ 4 年は 8 万 1 千人、5 年～ 9 年は 3 万 5 千人、10 年以上は 4 万 4 千人です。1 年未満は 9 万 8 千人で 38% です。

この問題を解決するには、精神医療政策の基本を地域ケア中心の精神医療へ転換することが必要です。

(2) 隔離と身体拘束は在院患者の 13 人に 1 人

2016 年の精神病院における在院患者の "13 人に 1 人" が毎日隔離か身体拘束を受けています。これは合わせると 2 万 1 千人です。この状況は今日も変わっていません。

身体拘束や隔離は当事者の体とこころを著しく侵す行為で、その影響は長期間当事者を苦しめます。日本は件数の多さだけではなく、日単位と実施時間が長い、苦痛の緩和や安全の確認をする人が、身体拘束中や隔離中に常時傍で見守る体制がないなど実施上の問題もあります。身体拘束中の死亡事故も発生しています。

先進諸国では、隔離と身体拘束の実施は年に一度あるかないか、実施しても数時間、看護師が身体拘束ではベットサイドに座っていて不安の解消や安全管理をしています。隔離は看護師が保護室の窓から見守っています。これができる病棟の患者数と職員体制があります。

(3) 急性期病棟の増加に伴って新たな問題も増加

急性期病棟が設置されるまでは、入院は長期入院者と新入院者と同じ混合病棟です。入院専門の病棟が設置されたことは、新入院に専念できる病棟ができたことになり、大きな前進です。

しかし、急性期病棟は 3 ケ月以内の退院をめざすため、薬による精神症状の改善が中心です。早期に退院しても地域ケア体制が整っていないため家族任せです。早期に退院するが、再入院を繰り返す「回転ドア現象」が増えています。この問題の背景には、地域ケア体制が整備されていない政策の後れがあります。

（4）任意入院の形骸化

　1987 年の精神保健法制定で、患者の自由意志で入院も退院もできる「任意入院制度」が導入されました。

　しかし、任意院入院は入院患者の半数ほどですが、その多くが閉鎖病棟（24 時間出入口施錠。病床の 3 分の 2）にいるのが実態です。一応本人同意の形式は取りますが、身体拘束や隔離（保護室入室）が行われていたり、退院を主治医に申し出ても、医療保護入院に切り替えられるなどして簡単に退院ができないなど、任意入院は医療保護入院とあまり変わらず形骸化しています。

5.　精神科特例の全廃の道

　厚生労働省は 2010 年の医療法改正で精神科特例を正式に廃止しました。これにより看護の精神科特例はなくなりました。

　しかし、医師と薬剤師の精神科特例は全く変わっていません。この背景には医師と薬剤師の深刻な人手不足があります。30 万床台では精神科特例を解消できる医師や薬剤師がいません。そのため厚生労働省は医師と薬剤師は精神科特例のままでも、従来通りの入院料を病院に支払っています。

　精神科特例を前提に造り上げた膨大な精神病床のままでは、精神科特例を全廃しようとしても不可能です。精神科特例全廃には、地域ケア中心の精神医療政策へと転換し、精神病床は急性期の人口万対 5 床（6 万 4 千床）程度にする必要があります。

精神科医の養成

　精神科医の年間養成数は 400 名前後と言われています。これでは全国にある 1,500 ヶ所台の精神科病院、そして 6,000 ヶ所程度ある精神科診療所（クリニック）で、毎年発生する退職などの自然減を補填するのか精一杯です。

収容型の精神医療の解消も必要

　同時に、精神科病院が一般病院と区別され差別扱いを受ける背景には、一般病院と違う精神科病院の医療実態があります。厚生労働省は精神科病院に治療的役割と収容施設的役割の 2 つを担わせています。収容型の精神医療とは年単位の長期入院です。一般病院は治療的役割だけで短期入院です。一般病院と同様に精神科病院を治療的役割に徹する病院に転換が不可欠です。

❋ この30数年の取り組みで明らかになったこと

　第一は、政府（厚生労働省）が、診療報酬や職員確保など改善を進められる条件を整えるなら、わが国でも精神医療・精神科病院の改革が進むことを証明しています。

　第二は、精神科病院への入院中心の精神医療政策、そして精神科病院を一般病院し区別し差別扱いの「安かろう・悪かろう」の精神医療政策の枠内では、病院改善の取り組みは限界になっています。

　第三は、先進諸国の精神医療と、国内の一般医療との「二重の格差」を解消するためには、「入院中心の精神医療」で、「精神科病院への差別扱い」という精神医療政策の基本の改革が避けられないことを示しました。

　第四は、病院改善の取り組みから30数年経った今日を見ると、立法の国会そして行政府の政府（厚生労働省）が責任を持って政策転換の方向を提示するなら、日本でも改革ができることを示しています。

第7章

深刻化するこころの健康危機

人が幸せな人生を送るためには健康は最も重要です。健康とは「体の健康」と「こころの健康」の両方が伴って真の健康です。わが国では体の健康に対する国民の関心が高く、予防も早期発見・早期対応が進んでいます。この結果、男女の平均寿命は世界トップクラスです。その一方、こころの健康については、国の対応が大きく立ち後れています。予防、早期発見・早期対応が遅れ、事態が深刻化して初めて医療機関にかかるケースも少なくありません。

国民のこころの健康はどうなっているか、見てみます。

1.　精神科の受診者1位

　厚生労働省は医療機関の受診者数を3年毎に調査し、それを「患者調査」として公表しています。2020年の精神疾患の医療機関の受診者数は614万人で "国民の20人に1人" です。

　精神疾患は、糖尿病・癌・心臓病・脳卒中などの脳血管疾患を大幅に上回る第1位です。精神疾患は国民にとって最も重要な疾患です。

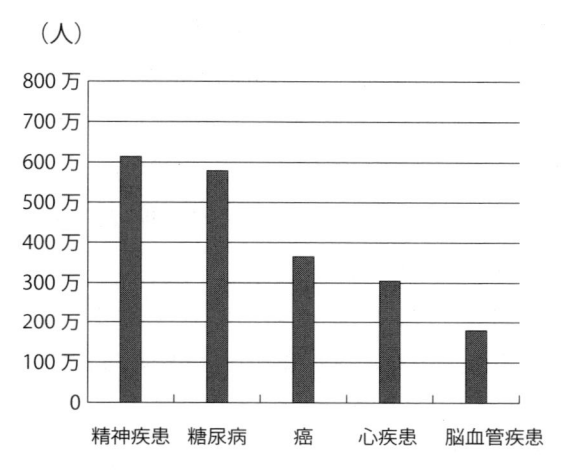

（人）

出典：「患者調査」2020 年（厚生労働省）

図 7-1　医療機関の受診者数

②厚生労働省は精神疾患を「5 疾患」に

　厚生労働省は医療施策を進めるにあたって、最も重要な疾患や事業を「4 疾患・5 事業」に指定し、特別な対策を講じ国民の健康に寄与するため取り組んでいます。

「4 疾患」とは、糖尿病・癌・急性期心筋梗塞・脳卒中です。「5 事業」とは、救急医療・災害時における医療・へき地医療・新生児を含む周産期医療（お産）・小児医療です。厚生労働省は 2014 年、「4 疾患」に精神疾患を加えて「5 疾患」・「5 事業」としました。精神疾患を「5 疾患」に位置付けたことは精神疾患の実態からみても当然の対応です。しかし、「5 疾患」に位置付けられて 10 年が経っていますが、精神医療政策の改革は一向に進んでいません。そのため「5 疾患」に相応しい体制整備が行われていません。

③増加し多様化しているこころの健康問題

わが国の自殺問題は深刻です。WHO の 2021 年の「自殺調査」によると、日本はサミット参加国 7 か国中第 1 位です。特に 15 歳〜 34 歳の若者の死亡原因の第 1 位が自殺であり、その後に事故死や病死が続きます。日本以外の先進諸国では事故死や病死が死亡原因の 1 位で、その後に自殺です。

2022 年の 1 年間の児童・生徒の自殺者は 512 人となり、初めて 500 人を超え過去最高となりました。日本は若者にとって生きづらい国であることがわかります。自殺の 7 〜 8 割は亡くなる前にうつ病、統合失調症、アルコール依存症が絡んでいると考えられます。

内閣府は 2022 年の「引きこもり調査」では、15 歳〜 64 歳の 146 万人（国民の 2%）が引きこもり状態と推計しています。虐待、DV の 34 万人をこえる小・中の不登校、おとなの出社拒否など心の問題は増加し多様化しています。

2. 膨大な社会的経済的損失

こころの健康が損なわれると、個人の幸福に関わるだけではなく、社会的経済的損失（医療機関への受診費用・働けなくなった損失など）も膨大となります。

日本のこころの健康問題による社会的経済的損失は、全疾患の 4 分の 1 を占めていますが、働き盛りの年代で見ると、全疾患の損失の半数を占めています。2009 年、厚労省は統合失調症による損失は 2 兆 7 千億円、うつ病では 2 兆円と試算しています。

2010年、イギリスの学術誌『ネイチャー』によるとEU（欧州連合）の社会的経済的損失は年7,890億ユーロ（1€150円で試算118兆3,500億円）と膨大な金額になっています。

こころの健康問題は各国の最重要課題です。

※ こころの健康問題への対応は国の最重要課題

精神疾患は国民の“4人に1人”が、一生のうち一度は罹患すると言われています。こころの健康問題によって生じる社会的経済的損失は膨大です。この状況を放置しておいては、社会も経済活動も、健全に発展しないことが明らかになっています。

そのため、先進諸国では予算措置を行い、こころの健康問題への対策を積極的に行っています。しかし、わが国ではこの課題の取り組みは空白状態です。入院中心で、「安かろう・悪かろう」の精神医療となっているため、こころの健康問題に積極的に対応するための法制度が整備されていません。

深刻化するこころの健康問題に有効に対応できる精神医療にするためにも、精神医療政策の転換は喫緊の課題です。

＊第8章＊

当事者と家族の状況

精神疾患に由来する問題は先進諸国も日本も基本的に同じです。しかし、日本の当事者と家族が置かれている状況は、先進諸国から大きく立ち遅れ、深刻な問題を抱えています。

その状況を日弁連のアンケートや家族会の調査から見てみます。

1. 当事者の状況

日本弁護士連合会（日弁連）は、2021年の第63回日弁連人権擁護大会に向けて、精神科病院への入院体験者のアンケート（1040名から集計）から見てみます。

《入院について》

　入院し「つらい・悲しい・悔しい」体験をしたと答えた人　⇒　80.9%

　「ない」と答えた人　⇒　15%

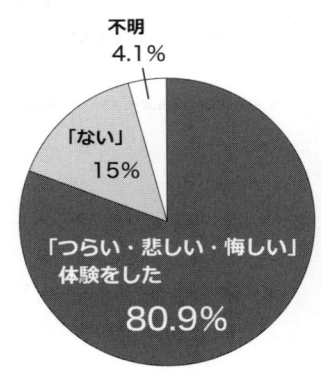

図 8-1　入院の体験について

《「つらい・悲しい・悔しい」体験は何でしたか・主なもの》
（重複回答可）

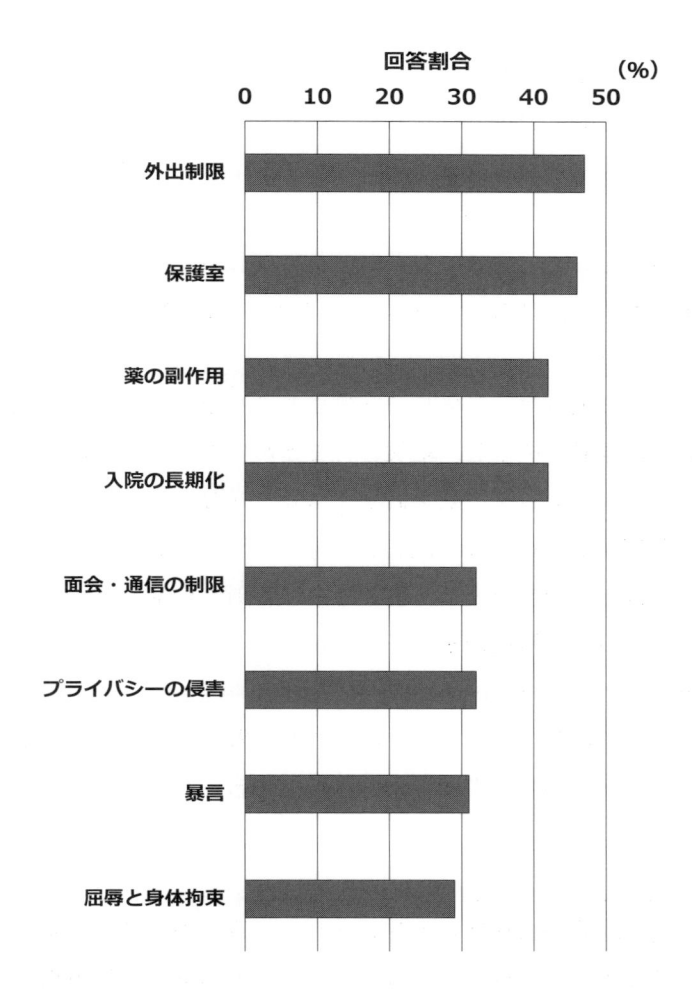

図 8-2　入院体験者の辛いと感じた体験

入院体験者の声

> 今まで普通に暮らしていたのに、急にカギがかかっている部屋に閉じ込められて自由をうばわれた感じがした。もう閉じ込められて一生出られないような気がした。

> 入院が長期化していると、自分が何故ここにいるのか、社会との隔絶感を感じ、以前のように戻れるのか不安になってくる。

> 施設収容型の入院は一日も早く転換されるべきだ。オープンダイアログ的活動を確立し、地域移行を進めて地域の中で活動するアウトリーチのシステムを確立すべき。そのために一番変わらなければならないのは入院施設を持つ病院だ。そこが地域医療のキーステーションとなり要となって、新しい地域移行の拠点となる新しい精神医療システムを構築すべきだ。

次の声は、2021 年にベルギーとわが国の当事者がオンラインで交流したとき、日本の当事者が日本の状況を報告した後、最後に述べた言葉です。

> 私は、精神科病院に何度か入院しました。退院後、精神科病院への入院体験がトラウマになっていて、今も病気の克服の障害になっている。

同様な声は他の当事者からも聞かれます。病院の入院はどんな病気でも、病気の治療と同時に、病気のことを知り対応を学び、病気を克服していく上で重要な契機になります。それが精神科病院では、入院がトラウマになり「病気克服の障害」という声が少なくない人たちから出されています。

　精神科病院は、治療機関としての、致命的欠陥を抱えていると言わなければなりません。

2.　家族の状況

　家族会の全国組織「みんなねっと」（全国精神保健福祉会連合会）は、2010年の「精神障害者の自立した地域生活を推進し家族が安心して生活できるようにするための効果的な家族支援等の在り方に関する調査研究」で、家族が直面している困難を公表しました。

《精神医療についての家族の知識》

① 家族は本人が初めて精神科を受診したとき、精神疾患について知識があったか

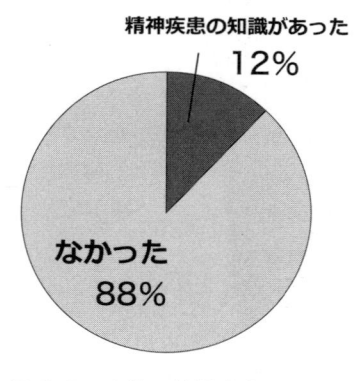

図 8-3　家族の精神疾患の知識

② 信頼できる専門家に相談できるようになったのは、本人が病気になってからどのくらい経過してからか

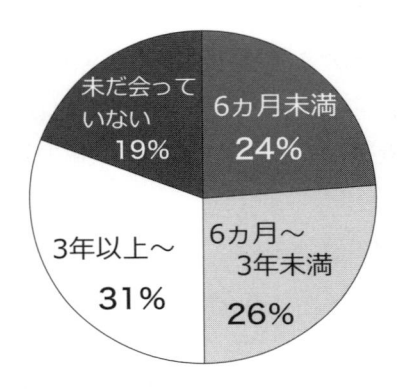

図 8-4　信頼できる専門家に相談できるようになるまでかかった時間

③ 本人が受診して診察を受けた後、家族が本人の病気について十分な情報を得られるまでどの位の時間がかかったか

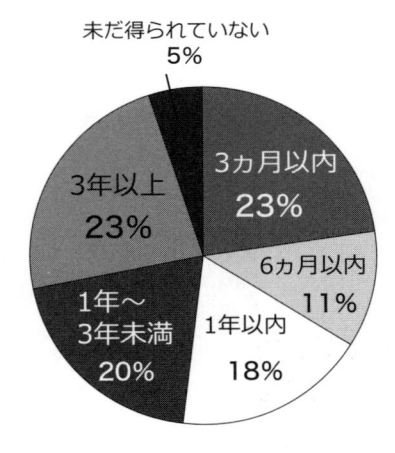

図 8-5　受診から家族が病気の十分な情報を得られるまでの時間

家族が直面している7つの困難

○ 病気悪化の時に必要な支援がない
○ 困ったとき、いつでも相談ができ、問題を解決してくれる場がない
○ 本人の回復に向けた専門家による働きがなく家族任せ
○ 利用者中心の医療になっていない
○ 多くの家族が情報を得られず困った経験を持つ
○ 家族は身体的・精神的健康の不安を抱えている
○ 家族は仕事をやめたり、経済的な負担をしている

　この家族の困難の7つは、精神疾患から起きている問題ではなく、国の精神医療政策上の問題です。精神医療政策を今日の時代に適切に対応できる精神医療政策に転換することによって問題は解決します。

他の疾患にはない当事者と家族の深刻な実態

　日弁連のアンケートや「みんなねっと」の家族調査は、わが国の精神医療が、当事者とその家族に過酷な困難を背負わせている実態を改めて明らかにしています。医療は利用者本位であるべきで、利用者が主人公です。これは医療の当たり前の常識です。しかし、精神疾患の当事者や家族には、この常識が程遠いのが現状です。これは精神疾患に対する差別であり重大な人権問題です。

　これは現在病気や障害がある当事者や家族だけの問題ではありません。精神疾患、心の健康問題は国民みんながかかわる状況になっている今日、すべての国民、日本社会、政治の大きな問題です。

　この問題の大本である精神医療政策の転換が喫緊の課題です。

＊第9章＊

"夜明け前"を迎えた精神医療

　現在、日本の入院中心の精神医療体制は、在院患者の大幅減少によって、"崩壊の危機"が鮮明になっています。そのため入院中心に代わる地域ケア中心の新しい精神医療への転換が避けられない歴史的転換点を迎えています。

　日本の精神医療は"夜明け前"なのです。しかしこの"夜明け前"は自然界と違って自動的には明けません。日本の精神医療の"夜"が確実に明けるためには、政策転換を求める取り組みが必要です。

1. 政策転換を進める道

(1) 2つの条件の成熟が必要

　何事でも、制度政策が転換する時には、"従来の制度政策が時代の変化や医療の進歩に対応できなくなり破綻する"などの客観的条件の成熟が必要です。しかし、それだけでは政策転換は具体的に進みません。行き詰まり"破綻"した制度政策を政策転換する世論の変化と政治の決断という主体的条件の成熟が必要です。この両方の

成熟によってはじめて政策転換が実現します。

　日本の精神医療において現在どうなっているか見てみます。

① 客観的条件は成熟

　今まで見てきたように、わが国の精神医療政策は入院中心で、「安かろう・悪かろう」の精神医療です。何十年も長期入院のまま人生の最後を精神科病院で迎えざるを得ない人たちが数万人いるなど、深刻な人権問題の解消は喫緊の課題です。

　これは、精神医療の使命「こころの健康の保持・増進」の役割が果たせていないことは誰が見ても明らかです。

　入院中心の精神医療に代わる、新しい精神医療への政策転換が避けられないという客観的条件は完全に成熟しています。

② 主体的条件は未成熟

　一方で、主体的条件は未成熟です。これはわが国が政策転換を避けられない事態に陥っていること、日本でも政策転換ができる条件と展望があることなど新しい情勢は知られていないからです。

　また、政策転換を願う人たちは、政策転換を求め長年取り組んできましたが、一向に変わらない精神医療に諦めている人がいます。

　精神医療の新しい情勢を広く伝えることができるなら主体的条件の成熟は可能です。主体的条件を成熟させるためにはいくつかの課題があります。

主体的条件を成熟させるための課題

① 精神科病院の"崩壊の危機"の真相を把握する

　第一の課題は、精神科病院の"崩壊の危機"の真相を正しく把握することが重要です。今、起きている政策転換の"チャンス"は、精神科病院の在院患者の大幅減少からなる、入院中心の精神医療体制の"崩壊の危機"によって生じています。しかし、精神科病院の"崩壊の危機"が知られていないため、政策転換の"チャンス"と捉えられない状況があります。

　もう一つの課題は、問題の多い精神科病院が消えてなくなることは悪いことではない、という考え方です。そのように"崩壊の危機"を精神科病院の問題で止まっていては、政策転換の"チャンス"と捉えられません。

　精神科病院の問題の大本には、国が精神病床・精神科病院を急増させる時、精神病院を一般病院と区別し差別扱いする「安かろう・悪かろうの精神医療」を基本に制度設計し、推し進めてきた国の責任があります。世界最大の「精神病床大国」と「精神科特例・精神科差別」は不可分一体です。

　精神科病院の"崩壊の危機"とは、戦後70数年間進めてきた精神科病院への入院中心の精神医療政策が、立ち行かなったことによって生じている問題と、広い視点からとらえることが重要です。

② "発想の転換"が求められる

　第二の課題は、政策転換の"チャンス"を活かすためには、私たちの"発想の転換"が必要です。日本は政策転換の動きがなかった"空白の半世紀"が続いています。政策転換を願っても動きが起きませんでした（後述する 2010 年代の 2 つの取り組みを除く）。

　しかも深刻な問題は一向に解決せず、神戸市の神出病院や東京の滝山病院で新たな問題が発生しています。そのため日本では政策転換（精神医療改革）を諦めている人が大勢いるのではないでしょうか。

　いつまでも変わらない日本の情勢を固定的に見ていては、半世紀ぶりに訪れた政策転換の"チャンス"が見えません。これでは1960 年代と同様に"チャンス"を逃してしまいます。今、重要な点は、どうしたら日本の精神医療政策を政策転換できるのか、変革者の視点に立って、現状はどうなっているのか、一歩踏み込んで精神科病院の現状を見ることが重要ではないでしょうか。

　そうすると政策転換が避けられない事態に陥っている状況が見えます。また日本の精神医療が先進種国の精神医療、そして国内の一般医療との格差（二重の格差）の原因がわかれば打開の道が見えてきます。

③ 大同団結した取り組みが必要

　精神医療は日本社会ではマイナーな分野です。社会に対する影響力は大きくありません。そのため政策転換（精神医療改革）を求めて運動する側がまとまって運動を行うことが重要です。精神医療の現状を憂い、政策転換（改革）を願う全ての人が大同団結することが必要です。大同団結するためには基本目標の一致が必要です。

＜第一の基本目標＞

今日の到達点（世界標準）の地域ケア中心の精神医療へ政策転換を実現する。精神の病気や障害があっても、地域で安心して暮らせる精神医療、先進諸国で当たり前の地域ケア中心の精神医療を実現する。

＜第二の基本目標＞

医療法を精神科病院に適用し、精神科特例と精神科差別を解消する。そのために、精神科病院が長期入院者を大量に抱え込む "収容施設的役割" を解消し、治療的役割に徹し、入院は短期入院のみとする。今日では、商売でも "安かろう・悪かろう" では、商売が成り立たない時代です。医療政策で「安かろう・悪かろう」の政策は間違いで解消は喫緊の課題です。

＜第三の基本目標＞

国連の障害者権利条約に沿って現状を見直す。2023年の国連の障害者権利委員会の勧告に沿って精神医療へ政策転換するときです。これは基本目標の（一）と（二）を実現することによって可能です。

＜第四の基本目標＞

当事者の個人の尊厳・基本的人権を保障する精神医療を実現する。これを実現することは、国民一人ひとりが安心して利用できる精神医療を実現することです。これも基本目標の（一）・（二）・（三）を実現することによって可能です。

＜第五の基本目標＞

精神医療でも他の医療と同様に、どこに住んでいても、どこの医療機関を利用しても、世界標準の精神医療を受けることができる体制を実現することです。精神疾患や精神障害による差別を解消し、"当たり前のことを普通に行う精神医療" の実現は、国民みんなの願いではないでしょうか。

2. 日本が政策転換を実現するための課題

(1) 精神病床の9割は民間病院

　第一の課題は、わが国は民間病院中心の国です。入院中心から地域ケア中心の精神医療へ政策転換には病床削減が伴います。

　公的病院中心の国は、県が精神病院を設置し運営しているため、政策転換に伴って病床を削減しても病院に補償は必要ありません。一方わが国のような民間病院中心の国では、政策転換のとき起きる「経営問題」と「雇用問題」が起き、それに対する有効な政策がないと精神病床の削減（政策転換）が進みません。

　この問題はベルギーでの「病院改革」が参考になります。ベルギーは、EU で唯一民間病院中心の国で、政策転換時に発生する「経営問題」と「雇用問題」に対する有効な策がなかったため、地域ケアへの転換が EU で一番遅くなった国です。

✳ ベルギーの「病院改革」のポイント ✳

【病院が国の政策転換の方針に基づいて自主的に精神病床を削減する時】

〈国の病院への対応〉

　病棟の患者数が減っても・ゼロになっても、患者数に関わらず、病棟の定床分の入院料全額を 5 年間は補償。

〈病院の対応〉

廃止する病棟の医師や看護師などの職員を活用し、アウトリーチチームを編成する

2 つのアウトリーチチーム（ベルギーでは「モバイルチーム」と言う）を設置

①発病から 1 ヵ月間、毎日モバイルチームが当事者の生活の場で対応（急性期チーム）

②1 ヵ月過ぎても支援が必要な人たちには週に 2 〜 3 回訪問し対応（慢性期チーム）

一定の人口のキャッチメントエリア（責任を持って対応する地域）の精神医療を担う

【病院の機能を入院中心から地域ケア中心へ機能転換・入院も行なう】

　モバイルチームは病床削減と平行し準備します。

　6 年目以降病棟に支払われていた入院料全額がモバイルチームの取り組みに支払われる

【病棟に使用していたお金と職員を地域に移す（使い方を転換）】

入院料の補償は5年で廃止になり、6年目からはアウトリーチの取り組みが、入院料の補償全額が新たに支払われます。入院料収入が外来収入に変わり、精神病院の機能転換を経営面で支えています。

【お金も職員も総額は変わらない】⇒　県も病院も困らない

ベルギーの「病院改革」では、精神科医療費も医療従事者も、新たに増やしていません。"使い方"を変えただけです。そのため国も安心して「病院改革」を進めることができました。民間病院中心の国は公的病院中心の国と違って、民間精神病院の経営者が政策転換の必要性を理解しても、病床削減によって生じる経営問題と雇用問題が大きな障害になります。ベルギーの「病院改革」では、病院経営者と医療従事者に政策転換の安心感を与えました。

但し、病院がかってに病床を削減しても入院料の補償はありません
⇔　病院の機能転換が前提

〈病棟から地域のモバイルチームへ移る人への対応〉

精神病院の職員が、アウトリーチチームに移っても、職員の身分は病院のままで待遇も同じままです。これによって病院経営者も職員も安心して政策転換（病床削減）の取り組みを進めることができました。

【日本の人口換算で年間7,000万円の研修予算】

入院中心から地域ケア中心の精神医療へ政策転換をした全ての国は、地域ケアの精神医療に適切に対応できるように、国が責任を持ってアウトリーチチームに移る職員研修を行っています。ベルギーが職員研修に使用するお金を日本の人口に換算すると年間7,000万円になります。各国で職員が安心して地域で働けるように支援しています。

わが国で、ベルギーの「病院改革」を知っている人は一部の人です。国民に広くベルギーの取り組みを伝えるなら、政策転換の道筋が見えてくるのではないでしょうか。

（2）地域ケア中心の精神医療のイメージが持てない

　第二の課題は、日本は、精神医療が大きく立ち遅れているアジアの島国であり、入院中心に代わる地域ケア中心の精神医療の情報が入りにくい環境であることです。

　しかも医療従事者に対する学校での教育は、専門教育は行われますが、先進諸国の地域ケア中心の精神医療のあり方や、日本の精神医療が一般医療と区別され差別扱いされていることなど、精神医療の根幹に関わる精神医療政策や制度はほとんど教育されません。

　そのためわが国では、医療関係者も含め大勢の人達が入院中心に代わる地域ケア中心の精神医療のイメージができない状況です。その点が、半世紀前から地域ケア中心の精神医療を実践している周辺国に囲まれているベルギーと、地理的条件が大きく違っています。

　私は、2018年のベルギー訪問時、精神病院の組合役員と懇談しました。

〈役員の話〉

「ベルギーは、精神医療政策も医療実態も、日本と同じ入院中心の精神医療です。しかし、私たちは30年前から、地域ケアの認識ができていてその思いは年々高まっていた。そのため政府が『2010年からの病院改革』を発表したとき、私の願いが実現したと思った。

その背景には、近隣の国々には日帰りで行ける。EUには国境がないので自由に行き来できる。そのためあらゆる情報が自然に入ってくる。精神医療の情報も自然に入ってくる。私たちは改革を特別意識しなくても、地域ケア中心の精神医療の情報が自然に入ってきて認識ができていた」

〈新しい精神医療への模索が始まる〉

わが国では、地域ケア中心の精神医療に対するイメージがなかなか持てない状況です。しかし、精神科病院の現状は第1章で明らかですが、精神科病院（入院中心の精神医療体制）の"崩壊の危機"が鮮明になるに伴って、入院中心の精神医療の限界が病院関係者に自覚され、入院中心に代わる新しい精神医療の模索が起きています。世界標準の地域ケア中心の精神医療を広く伝えることができるなら、地域ケア中心の精神医療が国民の共通の認識になるのではないでしょうか。

〈ベルギーでできたなら、日本でもできる〉

ベルギーは、日本と同様に民間病院中心の国のため、政策転換が大きく立ち遅れていました。

それが2010年の「病院改革」（病床削減時起きる問題への政策提起）を契機に、政策転換が本格的に進んでいます。「病院改革」にはベルギー精神病院協会も賛同し、積極的に対応しています。

2018年の訪問時、保健省の説明では「5年間で精神病院は3割削減できた」と地域移行が着実に進んでいることを強調していました。

民間病院中心の国ゆえに、政策転換が大きく立ち遅れていたベルギーでは、政策転換は着実に進んでいます。ベルギーでできるなら日本でもできないわけはありません。

3.　政策転換の条件はある

　入院中心の精神医療から地域ケア中心の精神医療へ政策転換を進めるためには、お金と人、そしてノウハウが必要です。日本にはその条件はあります。

（1）お金はあります。

　地域ケア中心の精神医療へ政策転換しているイタリアと入院中心の日本の「精神医療コスト」（入院医療に使用しているお金と地域ケアに使用しているお金の総額を国民一人当たりでみる）を比較すると、日本はトリエステとトレントを上回っています。

表 9-1　精神コスト比較　1 ユーロ 135 円で試算

日本	トリエステ	トレント
14,800円 （110€）	10,400円 （77€）	8,060円 （60€）

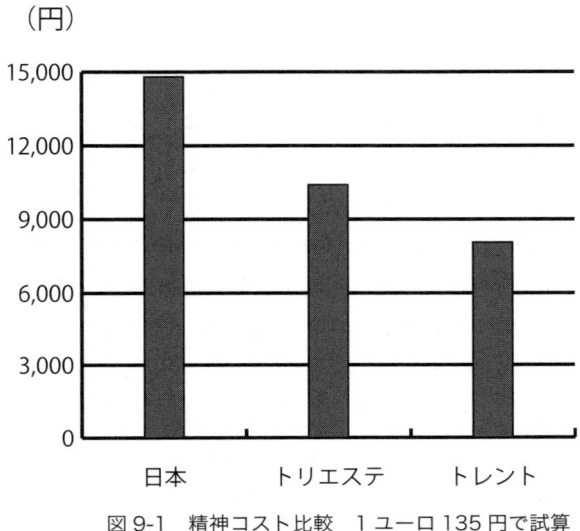

（円）

図 9-1　精神コスト比較　1 ユーロ 135 円で試算

　2015 年トリエステとトレントの両県の精神保健局長が来日。講演時の資料参照。

　日本は 2015 年の精神科医療費と福祉費による。（「精神保健医療の関係費用」参照）

お金の使い方は正反対

　日本は入院科医療費に 97%、地域に 3% です。一方トリエステでは入院に 6%、地域ケアに 94% です。トレントでは入院に 14%、地域ケアに 86% です。先進諸国のお金と職員の使い方は入院は少数・地域ケアに多数です。日本はイタリアと正反対です。この違いは、入院中心の精神医療政策を継続している日本と、地域ケア中心へ政策転換しているイタリア、精神医療政策の基本の違いから、お金と人材を投じる先が異なることで生じています。

精神医療に偏ったお金の使用

　2005 年、厚生労働省が省内の検討会に提出した「精神保健医療福祉の関係費用」によると、総額は 1 兆 9,364 億円です。内訳は、精神科医療費は 1 兆 8,863 億円（97%）、地域ケア（保健福祉）は 501 億円（3%）です。精神医療の内訳は、入院は 1 兆 4,039 億円（74%）外来 4,824 億円（26%）です。費用の大多数は精神医療で使用し、その多数は入院医療です。この資料は若干古いですが基本的に今日も変わっていません。

　地域ケア（保健福祉）の費用は、2006 年の障害者自立支援法以降予算が分散し、厚生労働省も正確に把握できない状況。しかし、この予算の基本は大きく変化していません。

表 9-2　精神保健医療福祉の関係費用の内訳

精神保健医療福祉費総額	1兆9,364億円
精神医療費	1兆8,863億円
地域ケア（保健福祉）	501億円

出典：2005 年（厚生労働省）

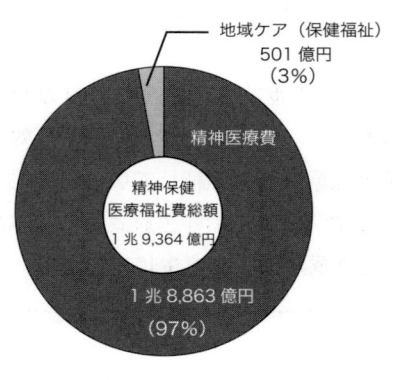

図 9-2　精神保健医療福祉の関係費用の内訳

> **精神科医療費の減少**
>
> 　日本は入院中心の精神医療政策のため、在院患者の大幅減少は、精神科医療費の大幅減少に直結しています。2004 年の精神科入院医療費 1 兆 4,859 億円（ピーク）が、2020 年には 1 兆 3,259 億円と 1,600 億円の減少です。
>
> 　これは地域のグループホームや就労施設などの地域ケアに使用している年間予算 501 億円の 3 倍です。16 年間の減収総額は 1 兆 5,820 億円で 501 億円の 32 倍です。この金額が地域ケア体制の整備に使用されていたら、地域ケア体制の整備が進んでいたことは間違いありません。

　先進諸国では、精神科医療費は総医療費の 10% を超えています。日本では、1980 年がピークで 8.7% でしたが、2021 年には 6.0% へと減少しています。

　在院患者の減少は今後も進みます。そのため地域ケア中心の精神医療へ政策転換が進まなければ、元々貧弱な日本の精神保健医療体制はますます弱体化するだけです。

（2）ノウハウもあります

　日本は地域ケア体制が大きく立ち遅れています。しかし、日本にも先進諸国と見劣りしない地域ケアの取り組みがあります。1999 年 WAPR（世界心理社会的リハビリテーション学会）は、世界の重度精神障害者を地域で支える取り組みのプラクティス（先進的活動）として、世界の 80 カ所の活動を認定しました。この内日本は、北海道の帯広ケアセンター、埼玉県のやどかりの里、群馬県の佐渡

郡境町の精神保健活動、東京の JCB 板橋、和歌山県の麦の郷の 5 カ所の施設と地域が認定されました。

　現在では、この他にも全国各地でいろいろな取り組みが行われています。日本は地域ケアの取り組みは、未知の世界ではありません。問題は、こうした取り組みを全国的に見ると「点」の状況です。「点」すらない地域が多数です。国が責任を持って、全国各地に地域ケア体制を構築するなら、日本でも地域ケア中心の精神医療体制の構築は可能です。

4.　2010 年代の 2 つの取り組み

　1960 年代に政策転換の "2 つのチャンス" を逃して以来、政策転換に向けた大きな取り組みがありません。それが 2010 年代に入って、精神医療政策の転換を求める「こころの健康構想会議」の運動、そして「病棟転換型居城系施設」反対の取り組みがありました。

　このふたつの運動を振り返ると日本にも政策転換を進める潜在的力があることが分かります。私はこの 2 つの運動の事務局に参加しました。

(1)「こころの健康構想会議」の運動

　その一つは、「こころの健康政策構想会議」の運動です。

　2010 年、東京都立松沢病院の岡崎祐士院長は、鳩山民主党内閣の長妻厚生労働大臣から「イギリスのような地域ケア中心の精神医療を日本でも実現したい。そのため政策提言をして欲しい」と依頼を受けました。

　依頼を受けた岡崎院長は、当事者・家族そして精神保健医療福祉

関係者90名で「こころの健康構想政策会議」（構想会議）を立ち上げました。この「構想会議」は3ヵ月間集中した議論を行い「当事者・家族・国民のニーズに沿った精神保健医療改革の実現に向けた提言」を長妻厚生労働大臣に提出しました。その直後、鳩山内閣が総辞職しました。

「提言」が活かされないのではと危機感を強めた「構想会議」は、「こころの健康政策構想実現会議」（実現会議）と名称を変更し、「提言」の実現をめざし「こころの健康基本法」の制定を求める「国会請願署名」と地方議会から「こころの健康基本法の制定を求める意見書」採択の取り組みを開始ました。

① 72万筆を超える署名を集約

　国会請願署名は全国各地そして多くの団体で取り組まれました。2010年12月11日（土）東京新宿駅西口で170名が参加する初めての街頭署名を実施。署名を呼び掛けるチラシ3千枚は1時間弱でなくなるほど、各所で署名待ちの行列ができる盛況でした。

　新宿での街頭署名が予想以上の反響だったことを受けて、署名をさらに盛り上げるため、2011年3月26日（土曜日）初めての全国一斉街頭署名を計画し全国に呼びかけました。呼びかけは積極的に受けとめられ47都道府県50数ヶ所で5,000名を超える参加者の体制が3月10日にほぼ整いました。

　その矢先、3月11日東北地方を襲った大地震・福島原発事故で署名運動は完全に止まってしまいました。

5月下旬、「このまま署名運動が止まってしまったら、せっかくの取り組みが台無しになる。できる所で街頭署名を再開したい」と声が高まり、これを契機に署名の取り組みが再開しました。

　署名は72万筆を超えて集約し国会へ提出しました。

②国民の8割を超える地方議会から意見書採択

「こころの基本法」の制定を求める地方議会からの意見書採択は、380カ所を超える地方議会（都道府県議会と政令市議会の採択率は6割）で採択されました。この採択は1億800万人（人口の82%）の国民を代表する議会です。全議会に請願か陳情を提出した6都県（青森・東京（島を除く）・和歌山・岡山・鳥取・島根）では81%の採択率（154議会）です。

　請願を提出するとほぼ採択、陳情（多くは陳情書類を議会事務局に郵送）でも8割前後の採択率でした。各議会から積極的に受け止められました。その一例を紹介します。

岩手県議会「意見書」の一部抜粋

　岩手県においても、精神疾患を含む健康問題に由来する自殺者が高い数値を推移しており、この対策を進めることは、県政最重要課題の一つでもある。こころの健康危機を克服し、安心して生きていける社会、活力ある社会を実現するためには、こころの健康を国の最重要課題と位置づけ、総合的で長期的な施策を実行することが必要である。よって、国においては、その重要性にふさわしく、全ての国民を対象にしたこころの施策についての総合的で長期的な政策を保障する「こころの健康基本法」（仮称）を制定するように強く要望する。

---

③ 国会に「こころの健康推進議員連盟」発足

　70万筆を超える国会請願署名そして国民の8割を超える地方議会からの意見書採択は、国会を動かし、全政党が参加し歴代の厚生労働大臣が顧問として参加する超党派の「こころの健康推進議員連盟」（会長は尾辻元厚生労働大臣）が発足しました。議員連盟の発足は、国会での意見書採択を実現する上で重要な役割を果たしました。

国会で請願が全会一致で採択

　2013年通常国会の最終日で衆議院と参議院の両院で「地域精神保健医療福祉の充実と拡充を求める請願」が全会一致で採択されました。経営者団体の反対のために、当初の「こころの健康基本法の制定を求める請願」という名称から変更になりましたが、中身は変わらないまま採択されました。

　精神医療改革を求める請願が国会で採択されたのは精神医療史上初めてのことです。

　この意見書採択の取り組みで共通している点は、国会議員でも地方議院でも、精神医療の問題、精神医療の改革の必要性について認識が一致していることです。それは国会に超党派の「議員連盟」の発足、衆参両院での全会一致での意見書採択、地方議会での意見書採択が8割前後と高い採択率が示しています。

(2)「病棟転換型居住系施設」反対運動の取り組み

わが国は国連の障害者権利条約を 2014 年 1 月に批准し、翌 2 月に発効しました。これによって「大きく立ち遅れている障害者施策が改善される」と当事者・家族そして関係者は期待しました。

その後、厚生労働省は「病棟転換型居住系施設」構想を発表しました。厚生労働省の説明では、「精神科病院の病棟を改修しグループホームなどの居住系施設にする」「入院患者は居住系施設の利用者に代わり今まで通り精神科病院にいられる」「これが退院であり社会復帰」でした。

この説明に関係者は驚き、この施策が進められたら、今後の障害者施策の水準が予想できると関係者に危機感が急速に高まりました。そして「病棟転換型居住系施設に反対する会」が発足し、反対の緊急集会の開催を決めました。

①日比谷野外音楽堂に 3,200 名参加

通常日比谷野外音楽堂で集会を実施するときは、1 年～半年前に企画し準備します。6 月 4 日・5 日の緊急事務局会議で開催を決定し、開催日を会場が空いていた 6 月 26 日としました。開催まで 3 週間足らずと無謀と思える取り組みでした。集会当日の 26 日午後、日比谷野外音楽堂には、南は沖縄から北は北海道まで 3,200 名が参加し会場は満杯になり大成功しました。

②マスコミ報道

緊急集会を開催した 2014 年の 1 年間で 28 の新聞が 87 回（そ

の内社説 18 回、論壇 3 回）取り上げました。居住系施設構想の問題だけでなく、精神医療政策の基本問題（入院中心の精神医療、差別的な精神医療政策）も積極的に報道しました。

　緊急集会の翌月 7 月 24 日 NHK の「クローズアップ現代」で、『精神科病院「敷地内退院」の波紋で〜どうしたら精神科病床を減らせるか〜』を放映しました。この視聴率は 13.9% と 1 千万人以上の国民が視聴しました。この視聴率は、2014 年の「クローズアップ現代」の年間視聴率第 2 位を記録しました。

　新聞やテレビで精神医療の基本問題が本格的に取り上げられたことは初めてのことです。

③厚生労働省の「省令」は実施「ゼロ」のまま廃止

　厚生労働省は緊急集会の翌年の春、強い反対の声を無視し「病棟転換型居住系施設」を実施できる「省令」を制定しました。一部の府県でも実施できるように「条例」を制定。一部の精神科病院で実施の動きがありました。しかし、厚生労働省の「省令」は、実施「ゼロ」のまま制定から 4 年後の 2019 年 3 月 31 日付で廃止するという異例な事態が起きました。

　2010 年代の 2 つの大きな取り組みをみると、日本にも、精神医療の政策転換（精神医療改革）を求める潜在的エネルギーがある。そのエネルギーをまとめ大同団結した運動を進める団体が結成されるなら、政策転換を求める大きな取り組みをつくることは可能であることを示しています。

(3) 1960年代の"チャンス"と今回の"チャンス"

　今回半世紀ぶりに政策転換の"チャンス"が訪れています。時代背景は大きく違っています。

① 1960年代のチャンスの時代背景

　半世紀前の2つの"チャンス"は、日本精神神経学会や国立精神衛生研究所の部長による、WHOに政策転換を提言する講師派遣要請で実現した「クラーク勧告」など、精神医療界の指導的立場の人たちを中心にした取り組みによって生まれた政策転換の"チャンス"です。

　その一方で、国（厚生省）の精神医療政策の中心は、精神病床の増床を国策として推進していました。しかもマスコミも社会も、「ライシャワー事件」や精神科病院の不祥事が続き、精神医療・精神科病院への不信や批判が大きく高まり、世論は入院強化へと傾いてしまっていました。地域ケアの精神医療と言っても、精神医療関係者も含め多くの国民はその認識が持てない状況でした。

②今回のチャンスの時代背景

　今回の最大の特徴は、わが国の精神医療政策の根幹に関わる問題が浮上していることです。入院中心の精神医療に代わる新しい精神医療（世界標準の地域ケア中心の精神医療）へ政策転換が避けられない事態に陥っていていることです。

1960年代にはなかった新しい変化が起きています。

○病院関係者は入院中心の精神医療の限界を感じ、入院中心の精神
　医療に代わる新しい精神医療の模索が起きています。
○日本の精神医療を変えなければと考える人たちが増えています。
○政策転換のためにみんなが大同団結して取り組まなければいけな
　いと、発言が広がっています。
○「こころの健康政策構想会議」のような取り組みを始めて欲し
　い。そのような提起が起きれば大きな運動に発展すると話す人た
　ちがいます。
○"国民の20人に1人"が精神科受診など、こころの健康問題はみん
　なの身近な問題と認識する人たちが国民の中に広がっています。
○精神医療は国政の最優先課題の認識も広がっています。

　1960年代の政策転換の"チャンス"と様相が大きく変わってい
ます。

❖ わが国の精神医療改革（政策転換）とは何か

わが国の精神医療を改革（政策転換）するということはどういうことでしょうか。それは特別のことを行うことではありません。今日の時代に対応できる政策へ切り替えることです。

日本の精神医療改革とは、『当たり前のことを普通に行える精神医療体制を再構築する』ことです。精神医療そして精神障害者の格差を解消することです。今、人権保障や差別解消は、世界全体の最重要課題になっています。この点から見ても、章冒頭で上げた5つの基本目標を解決する時を迎えています。

❖ 日本の政策転換（精神医療改革）とは何か

それは精神医療を特別に良くすることではありません。精神医療が他の医療と大きな格差そして精神障害者を他の障害者との大きな格差を解消し"プラスマイナス「ゼロ」"にすることです。一般医療と他の障害者と同じ水準にすることです。日本は、どこに住んでいても、どこの医療機関を利用しても標準の医療を受けられます。この日本社会で当たり前に行われていることを、精神医療でも実現することです。

❖ 新しいステージに移った日本の精神医療

　入院中心から地域ケア中心の精神医療へ政策転換が避けられない客観的条件が成熟したことによって、日本の精神医療は政策転換が避けられない"夜明け前"を迎えています。

　そのためには政策転換が避けられない事態に陥っていること、日本にも政策転換ができる条件と展望があることなど、精神医療の新しい情勢を国民に広めることです。

　この取り組みが大きく進むなら、主体的条件の成熟が進みます。成熟している客観的条件と主体的条件を成熟させることによって、日本の精神医療の"夜明け"を実現することができます。

❖ 私たちが変わる時です

　そのため私たちが精神医療改革のリーダーの登場を待つ他力本願的な姿勢では動きません。私たちが新しい精神医療の情勢を、周りの身近なところから知らせる取り組みに踏み出す時です。

　私たち一人ひとりの力は"微力"です。

　しかし、みんなの力を結集するなら政策転換を実現する大きな力が生まれます。

おわりに

　私が井之頭病院で、死亡することでようやく病院から出られるという「がん箱退院」の話を聞いたのは、今から59年前です。今では「がん箱退院」という言葉は聞かれません。しかし、何十年も入院を続け人生の最後を精神科病院で迎えざる得ない人たちは何万人もいるなど「がん箱退院」の実態は何も変わっていません。この事実を前に「私の精神医療改革を願って運動をしてきた半世紀は何だったか」と虚しさを覚えます。しかし、冷静に日本の現状を見ると、入院中心の精神医療は政策転換が避けられない精神医療の"夜明け前"を迎えています。新しい時代が始まっています。この状況を見ると、私の半世紀は無駄ではなかったと感じています。

　私は、1993年「転換期に立つ精神病院」を出版しました。この「はじめに」では、『**あなたは「精神病院が大きな転換期に立っている」と聞いて信じられますか。ここ20数年の間、精神科病院に対して内外からの批判や改善の声がたびたび叫ばれ、マスコミでも精神病院批判のキャンペーンが行われてきました。しかし、残念ながら、これらの批判や動きは、日本の精神病院全体を改善するという動きにはならず、一部の良心的な病院や職員、労働組合などによる改善にとどまらざるを得ませんでした。しかし、どんなに批判が高まろうと改善が一向に進まなかった精神病院にも。少しずつではありますが、いま全国的に変化と動きが出てきています。しかも、この動きは単に一時的なものではなく、今後ますます大きくなり、戦後はじめて精神病院が全国的に変動していくという本格的な転換期**

がいよいよ始まっているといえるでしょう。』と書きました。

　それから5年後の1998年「変革期の精神病院」を出版しました。この「はじめに」では、

『5年経った現在の精神病院の状況はどうなっているでしょうか。ひとことで言えば、精神病院の関係者の誰もが20世紀中には起こりえないと思われていた動きが、現実に起きているということです。（中略）一方、昨年起きた「精神病院の不祥事」（長野県の栗田病院の脱税や劣悪な療養環境など）にみられるよう根深い問題も、依然として残っていることも事実です。この不祥事を起こした経営者にも大きな責任がありますが、根本には、国の精神保健福祉施策が依然として立ち後れていることに原因があります。このことを見逃すわけにはいきません。精神病院を改善するためには、この政府の施策を変えることが不可欠です。』と書きました。

　2008年「迷走する精神医療」を出版しました。この「はじめに」の最後に、『この本の題名を「迷走する精神医療」としましたが、個々の病院が方向を見失って迷走しているということではありません。政府のチグハグな対応によって精神科病院が迷走させられている実態を指して言い表しているのです。政府は2004年の「精神保健医療福祉の改革ビジョン」の中で、わが国の精神保健医療福祉施策の基本を入院中心から地域生活中心へシフトするという方針転換を発表しました。しかし、これに対応する明確な国としての戦略も戦術も打ち出しているわけではありません。それどころか地域生活中心へと言いながら、一方では障害者の自立と社会参加を阻害するものとして当事者はもちろん関係者の強い反対の声を無視して、2006

年に障害者自立支援法を強行成立させました。また2008年4月から医療費改定では7万2千人の社会的入院の解消を目指し、5年以上の超長期入院者の退院（社会復帰）に取り組む病院には新たな点数化（病院収入になる）へと踏み出すものの、しかし地域の実態を見ると受け入れ態勢の整備ができていないのにどうやって退院を勧めるのか』と疑問視させています。今、国の取るべき道は、チグハグな対応ではありません。政府による確固とした地域生活中心という基本方針に基いて、迷走することなく具体的施策を推し進めることです。このことによってはじめて、国民に「安心・安全の精神医療」を提供できる体制が整っていくのです。』と書きました。

　本文でも述べていますが、精神科病院の在院患者が「増加の時代」から「減る一方の時代」に大きく転換したことによって、入院中心の精神医療に代わる地域ケア中心の精神医療への転換が避けられない事態です。そのため政策転換の課題は、精神医療政策の中心的課題に浮上しました。わが国の精神医療は、世界の標準の地域ケア中心の精神医療へステージが移っています。

　2025年からは、それをどう具体的に実現するのか、政治（政府と国会）そして精神医療関係者を含め日本社会全体が議論を開始する新しい時代が始まります。

　そのために本書がみなさまに少しでも役立つことをこころから願っています。

2025年2月

氏家 憲章

著者プロフィール　氏家 憲章（うじいえ のりあき）

1947 年岩手県生まれ。

1966 年東京都三鷹市にある財団法人井之頭病院へ就職。准看護師を取得。

精神科病院の深刻な実態を知り、組合運動で精神医療・病院改善を目指す運動に取り組む。

1985 年日本医労連・精神病院部会の提言「精神医療野改善をめざして」作成に参画。

その後精神科病院労組の「提言運動」（組合が病院改善の政策提起を行いその実現のために全職員的に取り組む）の普及に努める。

1987 年日本医労連・精神病院部会長に就任　精神医療・精神科病院改善をめざして各地で講演。

2011 年 3 月　定年退職　同時に「こころの健康政策構想会議」事務局に参加。

同年　11 月　社会福祉法人「うるおいの里」理事長に就任。　4 期 8 年。

2014 年「病棟転換型居住系施設に反対する会」事務局に参加。

著書：

『転換期に立つ精神病院』（1993）萌文社

『変革期に立つ精神病院』（1998）萌文社

『迷走する精神医療：進む精神科病院の二極化』（2008）萌文社

『精神医療の危機：その背景と新たな道』氏家憲章編（2017）やどかり出版

「変えよう」・「変わろう」精神医療
政策転換の"チャンス"到来

2025 年 3 月 13 日　初版発行

著　者　氏家 憲章

発行者　藤崎 杏里

発行所　合同会社ホシツムグ
　　　　〒 359-0042 埼玉県所沢市並木 7-1-13-102
　　　　TEL 04-2937-6136　FAX 04-2937-6137
　　　　HP：https://hoshitsumugu.co.jp
　　　　E-mail：s.fujisaki@hoshitsumugu.co.jp

発売元　㈱星雲社（共同出版社・流通責任出版社）
　　　　〒 112-0005 東京都文京区水道 1-3-30
　　　　TEL 03-3868-3275　FAX 03-3868-6588

印刷・製本　モリモト印刷株式会社
ISBN978-4-434-34316-2 C3047

ISBN978-4-434-34316-2

C3047　¥1000E

定価：本体1000円＋税
発行：ホシツムグ
発売：星雲社